# 脑子是个好东西
# 我们的意识是如何运作的

Nineteen Ways of Looking at Consciousness

[美] 帕特里克·豪斯 ◎ 著

马天欣　王宇　娄杰 ◎ 译

中国友谊出版公司

动物的运动可以与自动木偶的运动相提并论，这些木偶会被一个微小的动作启动；松开控制杆，扭曲的线就会互相碰撞击打。

——亚里士多德（Aristotle）
《论动物的运动》（*On the Motion of Animals*）

# 目　录

# 引　言

　　如果我被要求发明一种可以将意识从父母传给孩子的通用机制，我可能会想到类似植物嫁接的方式。每位父母捐出大脑的一小部分，把它放在某种生长培养基里，培养基可能是某种琼脂，或者含有糖和酵母的面粉，孩子的大脑会像吸水后会变大的泡沫恐龙玩具一样膨胀起来，最终形状变得和父母的一样，然后有了意识。除此之外，我想不到别的办法。

　　然而，自然界却发生了更加不同寻常的事情。一个全新的生命体可以长成一个完全有意识的个体，只要某种具有正确核苷酸组合的单细胞能够保持足够长时间的活力，这个过程就可以发生。这意味着意识不像单一水分子那样能够在生命个体之间实现传递或循环——我们知道，水分子是可以通过冰、水或露水等不同形态实现在地球上的移动的。

相反，意识可以"从头（零）开始"生长，只需要有适时的分子和计划即可，它不是从特殊细胞的循环中提取出来的，也不是从拥有自由意志的血脉中流动而来。都不是，意识只是在生长，它有自己的规则，一切全凭自身，我们不知其方式和原因。

尽管意识如此神秘，但除了哲学家和神经科学家，大多数时候没有人会提出任何关于意识的"问题"。它看起来可以几乎毫不费力地高效工作，这是它很少被质疑的主要原因。一个人无需多想就可以拥有充实丰富的生活。然而，即便每个人都能感知到意识的存在，它仍然是关乎科学和人类存续的最大的未解之谜，我们可能会面临这样的问题：意识是什么？人类是如何拥有意识的？

本书包含了意识可能的机制、历史、观察、数据和意识理论，讲述了19种观察意识的方式，是对发表在

1998年的《自然》（*Nature*）杂志中题为《电流刺激产生笑声》（*Electric Current Stimulates Laughter*）的科学论文中描述的几个时刻的解释。本书的创作灵感来自《观看王维的19种方式》（*19 Ways of Looking at Wang Wei*）①这本经典小册子，这本小册子分析了王维的绝句《鹿柴》自成诗以来几个世纪中出现的19种不同语言的译本。

总体来说，本书所说的19种"方式"的每一种，都在表达一种观点：大脑是为自身进化的，且永远在发展之中。最佳原因是一个简单、客观、可验证的事实，即人脑的唯一输出端是它所连接的肌肉，无论是让眼睛来回转动的小肌肉群，还是控制行走的笨重的大腿肌肉。无论是什么传递到大脑，传达出来的只有运动的指令。

虽然我相信这是理解意识的正确起点，因为这可以

① 《观看王维的19种方式》由美国作者艾略特·温伯格（Eliot Weinberger）和墨西哥作者奥克塔维奥·帕斯（Octavio Paz）合著，首次出版于1987年。——译者注

完全解释人类大脑的各个部分和目的，但是这个起点并不被普遍认同。就像诗歌中的一个字就可以有多种不同的翻译方式，理解意识同样也有多种不同的角度。本书的每一章都解释了《自然》杂志中描述的这场神经外科手术：一个在手术中保持清醒的患者，因为大脑被电极的电流刺激，改变了她的行为和意识。在本书中，我会称这个病人为安娜。

整体来看，本书的论点和观点反映了某些主流的或者比较合理的理论，它们解释了意识是如何产生、如何运作、如何被感受的。每章都不完全赞成任何理论或思想，但一些理论在很多章节都得到了验证。某种程度上这是必要的，因为如今关于意识的很多理论和它们所借鉴的科学理论一样多样化。说起来，这真是因人类的理性而产生的一个有趣的现象。例如，对于那些研究海底生命起源的人来说，意识可能是pH、质子泵①和随着时

---

　　①　质子泵指的是分布于细胞质膜或细胞器膜上的在发生构象变化时能逆浓度梯度跨膜转运质子的整合膜蛋白。——译者注

间推移而进化的代谢效率之间相互作用的结果。但对心理学和决策学很了解的人，可能会用许多图表结构中的方框和箭头来解释意识为何物。对研究注意力的科学家来说，也许意识就是数学运算；对研究眼球运动的科学家来说，意识可能是抵消自发运动的巨大努力；对于研究飞虫的科学家来说，意识可能和蚁群决定向左还是向右一样具有概率性；对于研究鸣禽的科学家来说，这可能是语言学习回路重新布线的认知结果；等等。换句话说，有多少种理论，几乎就有多少个思想家。

我也很清楚自己的偏见。10年中，我大部分时间投身于实验室，致力于研究感染老鼠大脑的微小寄生虫，该寄生虫可能让受感染的老鼠比未受感染时更加喜欢猫尿的气味。因此，我是一个研究控制大脑的寄生虫的人，我思考宿主和寄生生物之间关系。我认为自由意识就像有自然流向和物理特性的河流，在适当的条件下，也可能改变流向。然而，正如王维的诗湮没在历史中一样，我认为只要在意识的引导下走向正确的道路，就仍有方式一点点接近未知的真相。

因此，本书中的部分章节将意识作比喻，将意识的进化和弹球游戏的发展史作比较（第二章），甚至和小镇作比较（第十章）。其他章节是基于最近的科学研究做出的解释，讲的是大脑是如何控制身体的运动（第三章和第十七章），或者关于意识是如何从电波活动（第四章）、语言学习（第十二章）、因果力（第十四章），以及信息的有效压缩（第十一章）中形成的。

一些章节从物理学的温度和预测中寻求解释（第八章），或在量子领域寻求答案（第十五章）。其他人提议可以在学习型机器人的头脑（第十八章），或者在拥有数千只脚趾的猫的头脑中找到最有用的线索——如果它失去了一部分脚趾的话（第十六章）。

有的章节思考为什么切除部分大脑会改变自身的某些但不是全部行为（第十三章），或者有意识的大脑如何经常告诉自己虚构的故事，这样做的原因又是什么（第一章）。有些章节思考大脑是否更像模拟器（第六章）或无线电广播（第九章），其他章节则对意识的理论和定义（第七章和第十九章）持不同意见，或者探讨如果人类被胁迫给出一个关于意识是什么的解释，会给出什么样的答案（第五章）。

本书描述了19种观察意识的方式，它们中的每一种都是科学发现和论证的组合，以及围绕一些主题或论点组织起来的令人信服的或有趣的结论集合。

为了保证文章清晰易读，而不是每一章都自成体系，将在第二十章把全书内容联系起来。

———

研究意识最难的部分，是意识会把外部世界变成一个意识愿望的变体来隐藏自己，意识把宿主困在一个虚拟的、脆弱的"水晶球"中，我们称其为主观体验。我们无法从内部研究意识，每当我们想要对意识做出解释，总会变成对种种经历的诠释。

在《观看王维的19种方式》中，作者直面翻译过程中存在的问题。我对本书也有相似的期待，希望在本书中，围绕这些理论或思想家之间的主要矛盾、分歧和辩论可以被鼓励，而不是像在围绕意识的学术讨论中那样经常被忽视。例如，谁拥有谈论意识的权威？探索老鼠大脑的科学家真的比治疗师和美甲师更了解大脑吗？为什么科学家花费数十万个小时探索老鼠的大脑却一无所获？有没有一个确切答案可以解释所有的意识是如何贯穿整个生命的？或是每个时刻的每个意识都有一个答案？当存在不同的解释时，哪种理论的哪些方面会站不住脚，原因又是什么？

在回答上述及相关问题时，本书提供了复杂的论据和思想实验，突出了许多主要的现代意识理论之间的差异与相似性。希望通过不同角度和观点的重复和变化，对每一种理论都有清晰的认识，并最终对最初的理论——关于意识是什么的主观感受，能有更清晰的认识。

为什么要再写一本关于意识的书？为什么选择现在写？当我在斯坦福大学攻读博士学位时，一次一个当地的吸尘器修理工问我，可否帮他向他的瘾君子哥哥解释一下，他的大脑深处到底有什么瘾？我回答道：我也解释不了，我只是个实验室的研究人员，而且我们也不了解成瘾是什么。因为我们不知道什么是大脑，而且成瘾是社会性的、复杂的、受环境影响的，成瘾机制大多数时候是未知的。修理工语气中带着沮丧，但又带着一种傲慢，不甘心地说道：我之所以能当个吸尘器修理工，是因为我可以修理吸尘器。

同一年，我的一位才华斐然的22岁的朋友死于自杀，她是我在一次神经科学研讨会上认识的。她的另一位朋友告诉我，在她去世前，她一直"非常悲伤"。神经科学是个令人沮丧的领域，因为其中还有很大一部分是未解之谜，如果你无法全面地了解一个事物，那么只了解其中的一小部分并不值得庆祝。对于期望了解的东西，我们知之甚少，而且从全球来看，现今人们的精神压力越来越大，主观幸福感越来越少。

我有时在想，现代神经科学家和巴比伦时代的天文学家一样，在领略奇迹的同时也在经历挫折。每晚，巴比伦时代的天文学家怀着敬畏的心情仰望星空，对那些光点的运动感到惊奇和沮丧，这些光点的运动在天空中如此遥远，令人难以置信。当时的天文学家知道恒星会移动到哪里，但不知道原因，他们以为的一些恒星实际上是行星，这些行星似乎在天空中来回移动，而人们也不知其中原因。天文学家的很多猜测都是错的。

今天也是如此，许多研究大脑的学科都希望揭开其中的奥秘，我们知道在大脑哪里发生活动，如果你向某人展示颞下皮层的"脸区"，甚至可以预测它可能在哪里发生活动，但我们不知其中原因。我曾听说，物理学和生物学之间的区别就像伽利略从比萨斜塔顶部扔下保龄球和鸽子的区别，但是二者真正的差异是物理学可以将机器人精准地降落在火星上，可以在意大利的山脚下研究宇宙大爆炸的起源，也可以把一个原子一分为二，释放出相当于1000个太阳的能量，把宇宙变成地狱；但是作为生物学分支的神经科学却无法告诉你，什么是"非常悲伤"。知识的鸿沟阻碍着我们探索意识的脚步。我们不了解意识的时间越长，我们身边就会有更多的人因为难以理解的原因离去。

我对王维的诗《鹿柴》首选的翻译，是逐字翻译原诗的20个汉字的译法。

| 空 | 山 | 不 | 见 | 人 |
|---|---|---|---|---|
| Empty | mountain(s) hill(s) | (negative) | to see | person people |
| 但 | 闻 | 人 | 语 | 响 |
| But | to hear | person people | words conversation | sound to echo |
| 返 | 景 | 入 | 深 | 林 |
| To return | bright(ness) shadow(s) | to enter | deep | forest |
| 复 | 照 | 青 | 苔 | 上 |
| To return Again | to shine to reflect | green blue black | moss lichen | above on (top of) |

我最欣赏这种译法，是因为许多单独的汉字有多个含义或者含义很模糊，它们并没有表达清楚。最后一句

的"青"字可以理解为"绿""蓝"或者"黑"；最后一句的"苔"字可以理解为"苔藓"或"地衣"；第一句的"山"字可以理解为"山""群山"或"丘陵"；第三句的"景"字可以理解成"明""亮"或"阴"。

逐字翻译无法确定译本中哪一种概念或者字词的理解是"正确"的。在多年的大脑研究生涯中，我发现没有什么比这种译法更能诠释理解人类思维的困境了。据说人类意识的独特之处在于：我们能够在头脑中同时容纳不止一个相互矛盾的想法，这种译法就体现了这一独特之处。

当一些人能够看到头脑中的图像，而另一些人称在幻觉中"看"不到任何东西时，这对解释意识为何物意味着什么呢？20种氨基酸组成了地球上所有的生命，就像一个表意文字可以根据环境扮演不同的角色，这又意味着什么？有些人的视网膜相较其他人有更多种感光细胞，这可能使他们能够比其他人分辨出更多的颜色；同样是这些人，其中一些把同一件衣服看成白金色条纹，而另一些将其看成蓝黑色，这意味着什么？有些人对过往的记忆就像刚刚经历过一样可以在脑内回放出来，而其他人对过往的记忆就像观看在100米外的电视画面一样模糊？

詹姆斯·乔伊斯（James Joyce）将他的大脑描述为"杂货店的助手"，而阿尔伯特·爱因斯坦（Albert Einstein）却说他在青少年时期就可以直观地想象出光速。这意味着人类头脑的能力不同吗？当第一次有人用"意识流"来描述小说家多萝西·理查逊（Dorothy Richardson）①的作品时，她强烈反对这个说法，因为她认为她的意识"比树扎根还要牢固"。在所有这些关于意识的认知中，哪一个是"正确"的？

没有人是错的，但在某种程度上，每个人都是错的，因为他们对意识的理解只是对自己的。因此，我们

---

① 多萝西·理查逊（1873—1957），英国小说家，意识流小说的先驱。通常认为，"意识流文学"这个概念是在评论她的小说《人生历程》（*Pilgrimage*）时引入文学界的（1918年）。自那时起，意识流文学成了现代主义文学的重要分支。——译者注

也必须从对意识最简单的、最直接的解释——逐字翻译开始，才有可能了解它。我们唯一确定知道的就是我们的感觉，其他所有都是不可知、多余的。谈论意识的优点也是缺点之一在于，每个人只能了解自己的那部分世界。我们有很多工具，像语言、手势和心智理论，并想以此为手段进入别人的大脑，但归根结底，我们只能触及内心真正发生事情的表象。

————

以下是阅读本书的注意事项。本书通俗易懂，适合普通人阅读，本书的受众是不了解大脑相关研究的人群。本书对意识的解读是零散的，有时只是在每章中给出提示。故事的梗概是，一位神经外科医生小心地向大脑发射微小电流，让病人安娜笑了起来。单独来看，这没什么大不了。我们早就知道，电流为我们的肌肉提供动力，让肌肉做出各种动作，而笑只是一系列快速、协调的肌肉运动。令人惊讶的是，安娜在手术后说，她在笑的同时，也有了愉悦的主观感受；当问安娜为什么笑时，她每次都会给出不同且令人难以置信的答案。

本书基于的观点是：安娜的故事就像一个未分裂的原子，其中隐藏着多面性，任何解释意识的理论都应该可以解释发生在安娜身上的事——包括安娜的大脑之内和之外。因此，每章的标题前面都可以加上"意识是……"这样的前缀。这些标题并不能完全代表我的观点，每个陈述也不是无可争辩的事实。如果假设该观点由强烈认同该章主张或结论的人提出，会带来更好的阅读体验。

上述方法的一个明显例子在第七章。第七章开头引用了诺贝尔生理学或医学奖获得者、弗朗西斯·克里克（Francis Crick）的密友悉尼·布伦纳（Sydney Brenner）①的话，他说"意识"并非我们认为的那种单

---

① 弗朗西斯·克里克（1916—2004），英国生物学家，物理学家，神经科学家。最重要的成就是1953年与詹姆斯·沃森（James Watson）共同发现了脱氧核糖核酸（DNA）的双螺旋结构。二人因此获得1962年诺贝尔生理学或医学奖。

悉尼·布伦纳（1927—2019），南非生物学家，分子生物学的奠基人，2002年诺贝尔生理学或医学奖获得者。——译者注

一问题，随着时间的推移，它将作为一个令人困惑的误导被人铭记，就像19世纪末人们对"以太"的探索一样。这是和布伦纳聊天时，他告诉我的。在新加坡香格里拉酒店的套间里，我花了几天时间采访了现已去世的布伦纳，询问他关于大脑的看法。我倾听布伦纳的想法，一起讨论，之后我于第二天返程。

布伦纳虽然吸着氧气，坐着轮椅，但是每天早上仍在基因组数据库中探寻生命之网，寻找人类基因的相似性，希望在生命的最后再解开一个奥秘。而我早上的大部分时间都在想前一天晚上吃的墨鱼没什么味道，这是不是有点讽刺？所以，那一章的标题和结论是我对布伦纳观点的最佳总结，即大脑是一个充满错误的进化的偶然产物，这一结论同样适用于基因组学和神经科学。从某种意义上说，这是我翻译的布伦纳的观点，我只是代笔而已，正如一千多年来每个翻译《鹿柴》的人，其实都在传达王维的思想一样。

其他章节也是如此，本书出现了很多思想和理论，其中有些思想家是我为了本书专门去拜访或采访的，有些是我崇拜并拜读了其著作的。

任何重复或者变化很少的重复，都是刻意为之。在《鹿柴》的译文中，有13种把"苔"之前的"青"字翻译成"绿色"，一次翻译成"蓝色"，两次完全没有体现颜色。如果读者把所有的译文制成图片，那会是一张多次曝光的照片，大部分是绿色，有一处地方是蓝色，有几处地方没有任何颜色。我相信，每本关于意识的书都面临着相似的"翻译"问题。

理想情况下，无法解释的事（例如我们到底是如何体验从微观到主观的快乐感觉的）在自然界中也有。在意识的研究上，我们处于望远镜被发明之前或是牛顿出现之前的阶段。现有的一些最大、最先进的大脑读取装置，并没有如几十年前我们所期望的那样，成为进入大脑这个神圣殿堂的清晰通道。相反，现有的工具更像镜片研磨机，为制作出足够光滑的镜片奠定基础，这样的镜片才能让人们通过望远镜看到更高更远的地方。

———

最后，在任何选择行为中，人们都会对排名或是否被收录变得敏感。如果你了解或坚持本书中未提及的特定意识理论，并为此不开心，那么请记得，我遵照《观看王维的19种方式》的编辑关于这首诗的一句话，这句话既解决了类似问题，又关闭了类似问题的大门："我只是提出了针对本文可能的定义，并不包括所有看法。"

不论是王维或进化论对各自的创造做了什么，那些都不重要了，我们现在拥有的只有各种版本的译文。我只介绍了那些我认为对解释意识的神秘、恐怖和令人敬畏的细节及其他提供了最佳线索的理论。虽然这些理论有时互相矛盾，却为我们准确地观察大脑和思想提供了重要支持。这些观察结果将作为数据一直保留下来，供未来的科学家或哲学家弄清它们背后的奥秘。这是有先例可循的：几个世纪以来，人们对观察到的关于磁和电的现象进行了统计和记录，但是直到出现将磁和电联系起来的理论，这些被记录下来却无法解释的现象，才能够被理解为可以解释的、互相作用产生的现象。

也许有一天，也会出现一种理论，解开意识背后的奥秘。

# 第一章　是观察者也是骗子

　　20世纪90年代中期，16岁的安娜为了缓解癫痫的痛苦做了脑部手术。因为大脑没有痛觉感受器，安娜必须在手术中全程保持清醒，所以医生只在她的头皮上使用了少量麻醉剂。在手术过程中，医生和护士用电和微米级的超薄刀片探测安娜的大脑，并且问了安娜许多问题，谈话的目的是让安娜可以一直不停地说话。

　　尽管安娜大脑中的语言区与其他人相差无几，但是随着血液的流动，每个人的大脑就像海岸线一样，会形成自己独有的、略微区别于其他人大脑的曲折结构。电流可以刺激大脑中思想与语言相关的细胞，如果安娜在某个特定刺激点停止说话，手术小组就知道他们在刺激很重要的语言区，医生的手术刀就会避开这一区域。

奇怪的是，当医生和护士通过电流刺激安娜的大脑时，他们并未要求她作诗，也没有在诗变得糟糕时停止刺激；他们没有要求安娜凭直觉对虚构的家庭纠纷做出反应，也没有在她的回答变得荒谬或者不道德时停止；他们没有问安娜的视觉想象力在眼前延伸了多远，也没有在视觉想象的距离变得令人不适、描述太过超现实或者突然停止想象时停止刺激。相反，医生和护士要求安娜做很多看似寻常的任务，包括说出物体的名字、阅读、计算、弯曲她的手和脚趾。

很多人把大脑想象成一连串能发光的电线，它们之间互相连通，放置在由骨头做的水晶球里。当神经元想要"说"什么重大事件或者想要主人注意某事时，它们就会像蜡烛一样亮起来。但是事实并非如此。大脑是混乱而复杂的，里面静脉密布、潮湿黏稠，就像一本厚重的《无限诙谐》（*Infinite Jest*）[1]精装本。它不是设计好的，它不完美，更不整洁。它更像是二手商店里一个装满了各种演化产生的无序之物的储物箱，像俄罗斯套娃那样，被套在一个咸咸的、湿漉漉的皮纳塔[2]中，这个皮纳塔就是我们称之为头的东西。

　　如果医生用指尖触碰安娜的大脑，就会发现它像非常柔软的布里奶酪，只要一根细软的金属丝就可以直接穿过它。但是医生绝对不会这样做，因为穿过的地方可能涉及安娜的记忆、身份和她青少年时期自我感受的点滴，这些都是对她偏好的积累。在安娜的大脑附近，可以看到一个有着巨大张力的外壳，像忒修斯之船卷起的帆一样悬挂着。它名为硬脑膜（dura mater）[3]。手术室

里的人都看到了硬脑膜，除了安娜，她只想癫痫病不再
发作。

　　手术中，医生最终在她的大脑上发现了一个特定的
位置，当这个位置受到刺激时，安娜就会发笑——这
笑声在任何手术室里都令人不安。大脑通过电流传达信
息，所以从技术上来讲，当医生用电流导致安娜大脑皮
层中的某些神经元向部分肌肉发送与自然神经元几乎没
有区别的信号时，肌肉就会收缩并使空气振动，产生一
种让医生和护士认为是"笑声"的声音。

　　奇怪的是，当安娜被问到为什么发笑时，她每次的
答案不尽相同。安娜给出的答案取决于当时的环境，
包括她身边的物体、情景或者她周围的人。比如，"这
匹马很有趣""只是你们这帮人很好笑……站在我周
围"。尽管让她发笑的正确答案其实是医生的电极而不
是她所看到的东西，但是她却编造了笑声背后的原因。
这是大脑厌恶没有故事的、空泛的笑，也因为哺乳动物
的大脑是模式识别的怪物，是一个装满了数万亿个巧合

探测器的盐水囊，只在事物之间存在联系时才会有用。即便是一个错误的模式或猜想，那也是一种可以学习的模式。

在同一间手术室进出的患者都做了全身麻醉，只有安娜是局部麻醉，她在大脑清醒状态下做的所有描述，势必可以被视为关于意识的最了不起的现象之一。我们可以通过局部麻醉或者全身麻醉让一个人失去意识，但在几秒钟、几分钟、几小时或者几天后，他的意识能够完全恢复。没有一种麻醉剂可以让人完全失去意识，这意味着尽管所有有意识的大脑可能都很相像，但是有意识的大脑有很多而且很敏感的失效模式。意识就像列夫·托尔斯泰（Leo Tolstoy）笔下不幸的家庭，只有一种方式让其成为整体，但却有很多方法让它分崩离析，包括氙气、异丙酚、异氟醚、一氧化氮、苯二氮平类和氯胺酮，上述每种化学成分都能让人失去意识。

有些麻醉药，比如异丙酚——也被称为"牛奶"，因为它呈现白色油状且与水相斥，使用时会产生奇怪的效果。麻醉前在哭泣的人，会在麻醉效用消失之后再次哭起来。这种麻醉效果与其说像对意识按下了暂停键，不如说更像是从唱片机上抬起了针。从麻醉或昏迷中醒来时的状态，有时也被称为谵妄，这种状态下的人通常会有奇怪的行为、言语或冲动。不论是在法律还是社会层面，在这段时间里，人们通常不用为他们的言行负责。这让人好奇，为何人们会在恢复意识时产生那样的言行和冲动。意识存在于上述所有状态，而一个好的意识理论必须可以充分解释每一种状态。

意识似乎会在每晚消失，是它的又一个奇怪之处。[①]虽然无人对睡眠有深入了解，但我们知道睡眠看起来是什么样子的。麻醉并不会诱发睡眠。有些动物可以在睡觉时只关闭一半大脑，保持意识的基本功能，这

———————————

　　① 对于意识的实证研究而言，很少有比这个控制条件更好的：在有些夜晚的睡梦中，我们的经历是如此生动和令人信服，以至于我们几乎无法分辨梦中的经历与清醒时生活之间的区别。我们为什么需要睡眠以及我们为什么会做梦，这仍然是一个谜团。——作者注

样它们就不会从天上掉下来或被天敌吃掉，比如座头鲸通常在睡眠时保持垂直状态，成群结队，就像水上城市的高塔一样耸立，而且座头鲸一天的睡眠时间不到10%。动物睡眠时梦的内容十分具体：鸟会梦到和鸟相关的，鲸鱼会梦到和鲸鱼相关的，狗会梦到和狗相关的事。

　　清醒梦是一种梦中清醒的状态或梦中有意识的状态，即能意识到自己在做梦。能做清醒梦的人可以通过训练，在清醒梦的状态下转动眼球，而这些眼皮下的眼球运动可以被红外摄像机捕捉到。有趣的是，这意味着人们可以制定一个密码，就像电子游戏或中世纪修道院的密码一样，打破主观的第四堵墙，在睡眠状态下与睡眠研究人员交流。例如：一个人可以学会在清醒梦状态下以某种模式转动眼睛，然后数到10，再以相同的模式转动眼睛，作为测试的结束动作。值得注意的是，有人花了大约10秒钟来完成这件事，这意味着这些人在清醒梦中主观感知到的时间不仅有一个计时装置，而且这个计时装置可能和我们醒着时一直用的相同。

　　这个有意识的、制造了计时装置的观察者，不管是否处于清醒状态，他都可以醒来并且感知到周围的环境。这个观察者究竟从何而来？

　　毫无疑问是来自海洋。我们可以在陆地上目测两个相距甚远的物体之间的距离，但是在海洋中却无法做到这一点。从视觉感受上来说，在水中游泳就像行驶在迷雾中，即便是视力绝佳的哺乳动物，视野也会受限。一个小细菌可以大体感知周围的一小部分区域，如果细菌能对光源做出反应，我们就称之为有"视觉"，如果它可以检测到附近的化学毒素，我们可以称之为有"嗅觉"。细菌的全部感官，即它接收的全部内容，通过它的感觉延伸并结合在一起，被称为感觉区。任何水下生物感知的体验，都是水下物体或其他生物以很高的速度出现在视野范围内的体验，以至于水下的感应器更接近反射，而不能通过大脑思考。即使在最清澈的水中，光也会在几米内散射和衰减，这意味着生物在水中生存时，大脑无需制订长期计划，因为这是无用功。

在短短几秒钟的时间间隔内，没有太多计时的必要。这意味着水中生物的大脑没有必要为亚得里亚海大陆架海平面上出现的鲨鱼制订紧急反应计划，因为它们根本无法感知到这么远距离之外的鲨鱼。这有效限制了它们关注的外部环境的外沿半径，意味着任何计划中的运动都被限制在一个很小的、接近即时反应的范围之内。

隐藏在这些计划中心的是观察者——意识的造物，它是运动偏好与计划的堆积，被困在一个传感器中，记录着它对周围物体的认知，以及它自己可能会做什么。生命体从海洋迁移到陆地上，改变了新着陆生物需要关注的时间范围。到了陆地清新的空气中，生物可以看得更远了，加上新的眼睛，这就意味着掠食者想要活着，就必须在植被稀疏、杂乱的平原上行动，以找到食物而不是被吃掉。因此在制订计划时，人们需要有时间感，方便计划开展。要对时间有感知，就必须有一个计时装置。

所以对时间的感知、预测与计划十分重要，而这依赖生物感官。但陆地上也会出现紧急情况，比如被重力牵引或被东西绊倒，为了应对这些情况，生物有必要提前几秒或几分钟做出反应。

几分钟的前瞻性规划（想象）需要相应时间的回忆（记忆），就像一只充气的气球向四面八方均匀地膨胀，呈球形对称。登上陆地的生物在关注未来的同时，也同样需要关注过去。要想知道一头雄狮来到非洲大草原时会做些什么，我们必须追踪和狮子长相相似的动物在登上地形相似的山丘后曾经做过什么。

海豚和鲸鱼这类哺乳动物在短暂的陆地生涯之后重新回到水中，对水里的能见度感到难过，于是利用在陆地上学到的发声技巧，通过回声定位和声呐，尽可能多地重现视觉距离范围。由于有些声波在海洋中传播的距离几乎与光波在空气中的传播距离一样远，再加上大脑就像一种工具，可以让动物理解自己的感觉并扩大感官范围，水生哺乳动物得以重新获得陆地生活时的好处。

在陆地上，一些哺乳动物能看到5千米外的地平线，而在大海中，一些动物可以听到差不多距离外的声音。在陆地上，穴居蝙蝠和两种穴居鸟类的回声定位能力进化了，这种能力就像声呐一样可以发出声音，动物根据反射回来的声音了解前方的情况。这些通过回声来定位的陆地生物，几乎全部居住在没有光线的洞穴中，面临与水下生物相似的视觉难题。这证明了大脑会竭尽所能地利用它获取的一切信息，包括声音、光线、触觉。

出生时，我们的大脑一片空白，一无所知。"看"是一种基于经验的推理，成年人的大脑可以轻松熟练地进行。你的大脑第一次骗你，是在你第二次睁开眼睛的时候。因白内障而先天失明的人，在白内障手术后第一次睁开眼睛时，看到的是没有特点、没有深度、没有影子的斑块。他们本该与视力良好的成年人一样"看到"相同的光子数量，但他们的大脑在自然的光线中却什么也"看"不见。这是因为这些人的大脑之前未知任何光影造成的现象：他们从未在砖墙的墙角注意到光线在其边缘的弯曲，或在黄昏时看到阴影被拉长，又或从各个角度比较透过一棵树的阳光与挂满白色小蜡烛的树发出的光有什么不同。

上述所有故事——安娜的笑声，盲人术后第一次看到的视觉景象，刚从睡梦中醒来的人，都是大脑在对它的主人隐藏它奇怪的工作方式。这看似毫不费力，却付出了代价。意大利探险家马可·波罗（Marco Polo）在东南亚发现了一头犀牛，当时他正在寻找他认为真实存在的、价格不菲的独角兽，于是他写道，独角兽"根本不像我们描述的那样"。马可·波罗之前对富有传奇色彩且价值不菲的独角兽有所了解，正是这种固有印象和传闻，改变了他当时看到的情景。尽管犀牛的重量、颜色、皮肤、生存地和习性等大部分身体与行为特征，都与马可·波罗对独角兽的了解不符，但它确实有一只角，于是这个简单的特征取胜了。马可·波罗大脑的思考过程改变了他所看到的。同样，第一次看到东西的孩子感受光线，并将其转化为脑内的知识，体验着自己的普罗米修斯（Prometheus）神话。他们的大脑和我们的一样，随着时间的推移，在讲述令人信服的视觉故事方面变得更加游刃有余，因为他们注意到，自己的动作与大脑的猜测和外部世界之间有更多的一致性。然而，这些故事虽然变得更有说服力、更有用，却不一定更加真实。

## 第二章　就像弹球游戏的兴衰

　　大脑约有10亿~85亿种工作方式，这意味着有10亿~85亿观察意识的派生方式。

　　一种想法是：从原始的大脑进化到灵长类动物的大脑，就像一个发电站必须升级，从煤炉、蒸汽涡轮机、电线、核能、太阳能，最终发展到由人工智能驱动的、无需燃料的电网，整个过程中，发电站还不能停止运行。想象一下，要维持这个发电站的正常运转需要耗费多大的力气：气动管在错误的位置伸出来，控制面板无处安放，现有的零件东倒西歪，腐蚀性的材料四处流淌，软件还有不兼容的问题……

　　一位同事曾告诉我说，他更喜欢汽车的比喻：大脑的进化过程仿佛从罗马战车升级为特斯拉，且升级过程中不能关闭引擎。不过我更喜欢第3个版本：弹球游戏，因为弹球机不得不演变成为一个既有故事情节又充当故事讲述人的游戏，就像大脑在通往意识的道路上所做的。两者都是一系列附带装置和用户限制造成的，无法一开始就做好计划。因此，现在的两者既有传统优势，也有传统缺陷。

就像生活中没有永远的赢家一样，弹球游戏中也没有，有的只是有时输得不太难看罢了。什么样的分数才算得上弹球游戏中的高分？这个问题的答案，恐怕会很主观，就像什么样的生活可以称得上不错一样，每个人都有自己的主观答案。人们提到弹球游戏的时候总是喜欢打比方，而这些比喻就像口香糖一样粘满了弹球机底部。游戏和生活的另一个相似之处在于，玩游戏的过程中总有很多感觉像是运气而非运气的东西，也有很多感觉像是实力但又不是实力的东西，这和生活中的感受如出一辙。

所有现代弹球机的最后一个共同祖先（简称露卡，LUCA）可以追溯到1871年，当时，一位英国发明家蒙塔古·雷德格雷夫（Montague Redgrave）发明了弹球机，他也因"改进版弹球游戏"获得美国115357号专利。弹球游戏起源于17世纪的法国。这个词可以指"一件不重要的事情""一项非常简单的任务"或者"一种游戏"。在弹球游戏中，小球被击中，然后从有洞的斜板上方滚下来，每个洞都标有球进洞的得分，周围用钉子作为障碍物。雷德格雷夫在改进弹球游戏的过程中，增加了一个弹簧柱塞，把球的尺寸缩小到弹珠大小，这样球就能被推上斜板。

在20世纪早期，现代弹球游戏是从老式弹球游戏发展而来的。老式弹球游戏和现代弹球游戏相比，没有回弹转臂、硬币、弹腿等陷阱。它们像大酒桶一样"坐"在桌子上，人们可以以三种不同的方式改变球的轨迹，就像人们改变历史轨迹一样：轻推一下，用全身的重量重推，或者是在做其他事情时不小心碰到。为了防止人们轻易拿起弹球机改变球的轨迹，设计师在20世纪30年代初为弹球机安上了笨重的腿，增加了弹球机的重量，但这只会让力量较弱或身形矮小的玩家处于劣势。

因此，在1934年，倾斜机制被引入老式弹球机中，以防止玩家移动弹球机超过设定的次数。弹球机还首次插上了电源，有了光和声音，这让弹球机可以与当时的电影和世界博览会的炫目画面媲美，那些在当时可是很酷的事情。

我们今天熟知的回弹转臂是1947年随着游戏《矮胖子》（*Humpty Dumpty*）出现在大众的视野中的。游戏主人公每一边有三个转臂，就像多细胞生物和人手的进化版，这个升级像原子弹一样，一夜之间改变了世界，当时没有机械转臂的弹球机立马就过时了。回弹转臂将原本主要靠运气的游戏，变成了一种可以凭实力、可以竞技、可以下注、可以比赛、可以让玩家痛哭流涕的游戏。《矮胖子》对美国消费者来说，就像是一个冰河时代的人经过70万年的发展变化，手中的斧子变成了后来的弓箭。"回弹转臂"引入了一种控制布朗运动的方法，这意味着与牛顿的学说相反，混乱状态可以减慢甚至逆转。一直以来，弹球都是向下的，但现在它可以向上走，不再不可逆。

到了20世纪50年代，市面上出现了两种主流的兼具美学和功能的弹球机，把玩家分为喜欢对称弹球机和非对称弹球机两个阵营。这些早期的弹球机比现代弹球游戏要慢得多，不太关注积分，更关注的是完成小型战术任务。把固态、静音的数字显示器装入弹球机后，设计师又添加了叮当声、棘轮齿轮转动声、铃铛声和口哨声，满足了玩家的怀旧情结。慢慢地，这款游戏的玩家不再满足于完成目标，更多追求随机积累最高分数。即使到了今天，就像奖励玩家投币一样，按下开始键后，即使回弹转臂从未击中弹球，一些弹球机仍然会给玩家积分。

当游戏变得越来越注重积分，并将这些积分串联成更多的积分序列时，游戏产业就在创新上停滞不前了。所有方式都至少尝试过一遍了，更糟糕的是，弹球游戏之外的世界变得更加有趣、互动性更强。在电影领域，好莱坞刚刚经历了"黄金十年"，有以《星球大战》（*Star Wars*）、《2001太空漫游》（*2001: A Space Odysse*）、《大白鲨》（*Jaws*）、《现代启示录》（*Apocalypse Now*）、《教父》（*The Godfather*）为代表的经典电影。在游戏领域，像《吃豆人》（*Pac-Man*）、《导弹指挥官》（*Missile Command*）、《青蛙过河》（*Frogger*）这类主流电子游戏价格低廉，可以和玩家互动，还把躲避捕食者、生存和过河等游戏目标对应到了按钮和操纵杆上。

所以，在1986年，弹球游戏做出了它最后的、也是最冒险的改变——小说化。游戏《高速追击》（*High Speed*）引入了故事情节，这一改变迅速取得成功。就像大多数婴儿本能地知道如何抓东西和喝奶一样，玩家很快就从本能和运动习惯中了解到，这个游戏的目标是把交通信号灯从绿灯变成红灯，闯红灯，然后从警察的追捕中逃跑。突然间，这个球不仅仅是一个球了，而是一辆跑车。玩家在玻璃面板的反光中看到的不再是自己的脸，而是邦妮（Bonnie）或克莱德（Clyde）①的脸。这一次，他们不是在玩金属小球，而是在扮演角色。

人类大脑在无生命物体中寻找故事的叙事能力突然变得十分强大。20世纪40年代，心理学家弗里茨·海德（Fritz Heider）和玛丽安·西梅尔（Marianne Simmel）制作了一部简短的动画。在动画中，三角形、线条和不同大小的圆等简单的几何形状在屏幕上弹来弹去，偶尔聚合在一起，又相互弹开，或跟随在其他形状旁。观众描述这些形状时，描述的是发生冲突的生物，并且讲述了故事情节中这些生物的性别、反派角色、情绪，以及高尚的英雄主义壮举。当然，这些描述都是虚幻的，就像我们告诉自己为什么会笑一样虚幻——真正的原因只是外科医生用电极刺激了我们的大脑。游戏《高速追

_____

① 邦妮和克莱德是20世纪30年代一对活跃于美国中西部和西南部的雌雄大盗。——译者注

击》的效果，对信仰产业的威胁甚至超过了对赌博产业的威胁，因为玩家大脑中发生的事情更像是万物有灵论，而非娱乐。

一开始只能延缓小球坠落的回弹转臂，现在变成了油门踏板，玩家变成了司机，坐在一辆弹球机大小的汽车里，对一系列精确射击的执行，体现了玩家思想、计划与行动的利落干脆，而这一切都是在逃亡中进行的。比游戏本身复杂数万倍的内部循环和荷尔蒙循环，开始在"逃跑"的玩家和那些站在两旁旁观、欢呼的同伴身上呼啸而过。玩家失去的不再是硬币和分数，这是玩家的生存之战。自从诞生以来，这款游戏首次变成了一个有章节和生活的故事。因此，20世纪80—90年代早期成为弹球游戏大爆发的时代，通过叙事和小型电路板，弹球游戏的创意、吸引力、收益和流行度达到了顶峰。

然而到了20世纪90年代中期，当战争和真正的汽车追逐都可以通过电视直播，其他类型的娱乐也变得更便宜、互动性更强、更便携时，弹球游戏再次陷入困境。

一款虚拟弹球游戏成为早期个人电脑上最畅销的游戏，这款游戏通过模仿保留了小球的重量、倾斜和自然回声等所有物理特性，而这些元素正是早期真实弹球机的特征。到1997年，真正的行业危机到来，只剩两家主要的弹球游戏制造商还在坚持。

在20世纪90年代末，要么奋力发展，要么被淘汰，有一股浪潮推动数码街机游戏技术发展，新的技术可以将光线投射到屏幕上，给人以深度、纹理和视野等错觉。一家制造商决定在剽窃想法的同时规避风险，他们拼凑出电子游戏中最好的部分，将其添加到弹球游戏中。正如弹球在其历史上曾多次改变腿部、倾斜度、电动性和叙述方式一样，在自然的变化和进步过程中，它再次被迫改变。反光镜、电脑显示器和投影仪被放置在标准的弹球机上，创造了一个新旧混合、奇怪的"四不像"，这意味着显示器不再是场地上一个简单的被动的补充。这是一个壮观的技术壮举，因为通过传感器和幻觉的组合，投影覆盖层似乎让玩家与球互动，就像全息魔法。屏幕和比赛场地、模拟和数字之间不再有任何区别。这一切都是统一的，可以毫不费力地观看，就像通过一个单一的、环形的光圈，不会有注意力的中断。这时，弹球游戏已经变得面目全非。

然而，这种策略造价高昂，并且出现得太晚了。其中一家公司转而专门生产其他游戏机了。

人类大脑最迷人的一点，在于它也是模拟和数字的历史的叠加。在生命进化的某一时刻，分子在神经元内部和神经元之间快速移动的化学反应，必然成为电流的运动。由于掠食性消费者要求改变循序渐进，要求特征集跨代保持，还要求窃取最好的想法并组合成一个新的整体，于是生命增添了双向对称、腿、带有任意多巴胺计数器的奖赏回路，以及前庭系统——该系统与大脑中的倾斜回路协调，使我们保持平衡。模拟的、单细胞的东西还有很多，就像你可以在现代弹球游戏中找到许多老式弹球的痕迹。

然后，在某个时刻，当竞争太激烈、胜算看起来渺茫时，我们也会开始编故事。

我们用工具来抓取、游泳、雕刻和烹饪，而金属球成为讲故事的自己，满世界移动，获取分数和胜利。如果有时间和资源可以利用，我们的目标是繁殖，从而创造。只需将碳、水和氧气投入"投币口"，我们就能在花哨的历史桌面上投射出故事的环形光圈。我们得到了一种意识——它是一个在充满机械、模拟钟声和口哨声的柜子上的投影，这些钟声和口哨声本来就做得很好，但通过全息技术得到了加强——而且，这种意识在生存和相关性的最后努力中，也可能完全是虚拟的。

为什么单细胞没有在进化过程中保持单一？原因和弹球游戏在发展过程中不再只是弹球游戏相同。弹球游戏最终没有保持完全的机械性，也没有进化成完全的数字化；出于同样的原因，我们大脑外围发送的信号部分是化学的，部分是电的；也是出于同样的原因，在大脑的特定位置给予电击，会引发本依赖于化学物质浓度的快乐和欢笑的感觉。这是出于历史原因，因为一直都没有人想到要做其他的事情，也没有人来拔掉哺乳动物大脑的插头。

在知道自己不会得到任何实质回报的前提下，依旧把一枚25美分的硬币投入弹球机，是一件很奇怪的事。从进化的角度来说，这是不理性的。按照达尔文的标准，赌徒至少有机会获得比他们最初付出的更多的资源——不管是多么渺茫的机会。

除了胜利、被推迟的失败、高分、训练数据或免费游戏的机会，玩家还会得到什么奖励呢？毕竟，要想在弹球游戏中不输，最保险的方法就是从来不玩。

# 第三章　无法迁徙时的焦虑

根据鸟类的固有习性，它们有迁徙的冲动。

——威廉·费因斯（William Fiennes），

《雪雁》（*The Snow Geese*）①

　　我朋友是一位鸟类观察家，他曾经告诉我研究鸟类的最佳时刻是在暴风雨之后，因为那时地面上的鸟非常焦虑地想要再次出发。我的朋友称其为"迁徙兴奋"

---

　　① 威廉·费因斯（1970— ），英国作家，代表作《雪雁》（首次出版于2002年）、《音乐房》（*The Music Room*，首次出版于2009年）。——译者注

（Zugunruhe）①，这是一个源自德语的术语，可以略带诗意地理解为"候鸟因无法迁徙而感到的焦虑"，它们的身体变得不安，想要动起来。事实上，大脑的一切目的就是根据经验做出有效运动，而其他所有的一切，包括意识在内，都是这些努力的下游。

在艾萨克·阿西莫夫（Isaac Asimov）1955年发表的短篇小说《响铃》（*The Singing Bell*）中，一名侦探正试图解决一个棘手的案件，这是物理学中二体问题的谋杀悬案的变体。情况是：有人偷走并藏匿了月球上的一件罕见物品，它的大小和形状与小竖琴差不多，被称为"响铃"。

侦探锁定主要犯罪嫌疑人为一个大盗，但该大盗否认这项指控。现场几乎没有对他不利的物证，当时还没有数字监控设施或全球卫星定位系统（GPS）追踪设

---

① 迁徙鸟类从孵化出壳开始，就具有迁徙本能，它们常在迁飞前表现得烦躁不安，朝未来迁飞的方向试探、活动，这个现象被称为"迁徙性焦躁"或者"迁徙兴奋"。——译者注

备，也没有由太空旅行造成的辐射或端粒缩短的明显生物标记。此外，案件没有目击者，嫌疑人有充分的不在场证明，文件记录他在案发时像往年夏天一样在外面度假。"看看这些不在场证明。"嫌疑人喊道。侦探不知如何是好，于是请了一位有这种珍贵的"响铃"的科学家帮忙。两人邀嫌疑人到科学家的家里，科学家看似漫不经心地问嫌疑人，能否扔给他一个"响铃"。嫌疑人扔了出去，但掷出的距离远远不够。"响铃"掉到地上摔得粉碎，屋子里的人都惊呆了。

"就是他没错了。"科学家说。

这个案件的唯一目击者、这个还没明白过来的嫌疑人，在供词上签了字。犯罪嫌疑人朝科学家扔"响铃"的时候，似乎它比本来的重量轻得多。而它原本的重量是由月球引力决定的。换句话说，根据在月球上的经验，嫌疑人的大脑中已经有了投掷"响铃"的预期力量，地球的引力让他措手不及。在月球上，他的大脑中已经记录了"响铃"的确切重量，以及抛掷它需要多少力气。大脑做这样的记录，是为了在未来某一天需要抛掷"响铃"时，大脑的主人可以瞬间使出合适的力气。人们无法避开脑细胞记录的统计数据，一个人无法绕过神经元的影响力，以及从过去的经验中预测未来的需要。

这个案件之所以能侦破，取决于一个关乎所有大脑的关键事实：大脑会根据假设和经验，留存它们所处世界的统计数据。我们所有人的大脑都有两条不同的视觉通路，它们就像两条高速公路，一条追踪物体的"在哪里"，另一条追踪物体"是什么"，这为我们提供了一个关于大脑和大脑竭力理解的世界的线索。这一奇特的身体结构线索暗示着，在我们身外的世界中，同一物体可以存在于不同的地方。这听起来理所当然，因为对我们来说事实确实如此，但仅仅因为它是我们的宇宙的事实，并不意味着它是亘古不变的真理（可以想象这样一个宇宙，在那里，物体每次移动都会以某种方式发生变化，在这样的世界里，大脑就不需要同时记录"是什么"和"在哪里"，因为这样做显得多此一举）。

　　从某种意义上说，所有动作都在暴露主人的秘密。想想无故发笑这个简单的行为。患有癫痫的16岁女孩安娜为了切除病灶进行手术，当医生用电极刺激安娜大脑的某个区域时，她就会发笑。但是，为什么外科医生在她的大脑中拉动一根"木偶线"，就会产生一连串的肌肉活动和情绪？一阵电流是如何引发这么多活动的？一部分原因在于，有些动作是如此精确和程式化，比如走路或笑，以至于当大脑激活肌肉活动模式时，整串动作就会立即启动，就像弹起的捕鼠夹。

　　但我们也可以追溯到更早的时候，当安娜所有的神经元还没有连接上对应的肌肉，所有的肌肉细胞都有每秒大约10次的自然脉冲时，安娜就开始在她母亲的子宫里笑了。那个时候，所有肌肉会一起放电，像萤火虫有节奏地发光一样。当这些肌肉开始连接神经细胞时，发生了两件事：首先，神经将肌肉自然跳动的时间输入大脑，将这些脉冲的频率（每秒10次或10赫兹）译成与世界互动的神圣特征；其次，肌肉可以开始独立运动并学习。

　　然后大脑开始工作，它唯一的任务就是减少安娜现在或之后所有动作的代谢消耗。安娜的大脑依靠观察、预测和获取行动的统计规律来完成它的唯一职责：告诉肌肉何时移动。随着安娜慢慢长大，她大脑的某些部分为了减少运动时的代谢耗费，开始学习周围的哪些特征可能会因某些肌肉运动而改变。婴儿时期，安娜把东西从桌子上扔下来，在摇篮里听着母亲的语气，学会了什么能让母亲悲伤或者微笑，并观察到自己眼睛的转动会导致看到的东西发生变化。作为灵长类动物，安娜的大脑面临的问题是如何有效控制手部，并保持优雅。人的手十分灵活自由，手部及其关节可以以无限多的方式抓取物体，这是一个非常复杂的问题，即使是安娜的大脑，也无法记录每一天的每一毫秒（更别提人体有600多块肌肉，这让记录的工作更为复杂）。

　　因此，早期的肌肉脉冲（同样是10赫兹）一旦与神经结合，就会对肌肉的使用造成物理上的限制，这大大降低了协调动作的复杂性。大脑不需要时刻处理身体的所有肌肉、姿势和力量，只需要每秒做10次。在安娜的神经系统中，这种放电速率成为一种自然规律。

因为意识的唯一目标是简化运动，所以随着需要协调的对象增多，就需要更多的意识。地球上一些较为复杂的运动技能是由更复杂的神经系统控制的，这绝非巧合，比如人舒展四肢、猩猩荡秋千、蝙蝠用回声定位、大象用鼻子嗅探、海豚捕猎、章鱼伏击。作为一个成年人，安娜无法以每秒10次以上的频率运动她的肌肉。如果她的手保持稳定不动，这不是没有肌肉运动，而是在认真努力地进行精准的运动，以抑制所有人肌肉都会有的、自然的、每秒10次的震颤。这一切都是胎儿时期的后遗症。我们所有人就像不安的鸟儿，急于重新飞起来。

任何思考行为都是假装出来的。意识需要的是想要移动的细胞，并且大概知道当它们移动时会发生什么，却阻止它们这样做。哺乳动物的吸气，只是让一些细胞向前移动，以便在静止的情况下推动空气穿过肺泡；现代哺乳动物的繁殖是在"临时的海洋"中产卵并使卵受精的过程中，动物本身也是静止的。思考就像上述例子一样，也没有产生物理位移。意识是单细胞原始易怒性的结果，所有单细胞都能够被冲击、被激发或被激怒。眼睛来回扫视，耳朵竖起来听，鼻子闻嗅，以使大脑了解一切它能了解的东西。我们的感官不是被动的。它们在积极地探索世界。

我们是易怒的动物，行动敏捷，每秒的思考速度不超过10次，我们是把1万亿个问题简化为一个问题的产物；我们是大脑的产物，大脑一直在创造关于如何最好地行动的假设，它知道外界能做的只有刺激它，而它能做的就是在活着的时候尽可能多地通过外界的刺激进行学习。

安娜在手术室里动弹不得，但她还是通过大笑动了起来。

# 第四章 当音乐持续时

当音乐引发深深的共鸣，耳朵就会对其充耳不闻，当你沉浸其中，你就成了音乐本身。

——T. S. 艾略特（T. S. Eliot）[1]

就像大海和管弦乐队，大脑也有节奏。意识是神经跳动的结果，我们称之为神经振荡，它协调了细胞表面和内部的活动。

我们或许认为鲨鱼很不易，因为它们不得不通过向前游动才能呼吸，但哺乳动物的情况其实是类似的，

---

[1] T. S. 艾略特（1888—1965），英国诗人、剧作家和文学批评家，诗歌现代派运动领袖。——译者注

我们只不过是将海洋生物获取氧气所需的全身运动内化
为肺器官了。我们的肺可能是从鱼类的气体囊或是浮力
器官进化而来，并被连接到可以扩张和收缩的肌肉组织
上，以达到运动的目的，与此同时，身体的其他部分
则完全静止，就像在跑步机上运动。无独有偶，我们
需要耗费精力去预测行动带来的结果，这个过程也是
被我们内化的，如此，我们才可以在思考过程中保持
身体的静止。这种在运动过程中保持静止的状态，就
像在"红皇后"的跑步机上一样——刘易斯·卡罗尔
（Lewis Carroll）[①]在《爱丽丝镜中奇遇记》（*Through
the Looking-Glass*）中这样描述"红皇后"的跑步机：
"现在，在这个国度，你必须全力奔跑，才能够留在
原地。"

———————

① 刘易斯·卡罗尔（1832—1898），原名查尔斯·路特维
奇·道奇森（Charles Lutwidge Dodgson），英国数学家、逻辑学
家、童话作家、牧师、摄影师。童话《爱丽丝漫游奇境》（首次
出版于1865年）与《爱丽丝镜中奇遇记》（首次出版于1871年）
为其代表作品。——译者注

为了跟踪此类运动的动向，所有物种的全部神经系统都必须以某种方式掌握时间和计时机制，以反映外部世界和大脑自身的变化。其中一些计时方式是物种在传承或分化中习得的，一些是在子宫里习得的，还有一些则需要耗费几天才能习得，比如时差。

意识存在于所有能计时的大脑中，因为大脑必须将不同步的信息转化为有意义的、有目的的运动。如果你用两只手同时触摸脚趾和鼻子，你的大脑会觉得这两件事是同时发生的，虽然从绝对的角度来看，它们是不同步的。因为指示触摸的信号从脚趾到达大脑比从鼻子到达大脑，要多几毫秒。

但大脑消去了这个时间差，不仅证明我们的大脑时刻充斥着不协调的噪声，也说明大脑会主动消减噪声之间的不同步。单个神经元对周围的环境视而不见，不知道也不关心自己的末端是否与其他神经元或肌肉相连，因此大脑必须对每个神经元一视同仁。从细胞的角度来看，裂解就是裂解，应力就是应力，囊泡就是囊泡。

想象1只小玻璃碗里有1条鱼，鱼从水底游向水面。当鱼进食或游上来呼吸空气时，它会划破水面，产生波纹。波纹向外扩散，在力足够大的情况下，波纹会一直扩散到碗的边缘。扩散到碗边的波纹碰到碗边后折回，并在折回扩散时与其他波纹融合或碰撞。再想象一下，由于现代科学无法理解的某种机械原因，这条鱼以垂直方向，每秒钟准时浮出水面1次，在水面产生新的小波纹。

总的来说，就像鱼和碗构成了一个简易的时钟，每秒钟递增1次，一起组成一个报时装置。

现在试着想象一下，玻璃碗里不是1条而是860亿条鱼，每条鱼都头朝上与水面垂直。尽管每条鱼仍然以每秒1次的频率起落（前半秒下沉，后半秒浮上水面），但现在，水面上的情况变得十分混乱。根据物理定律，每个波纹都有自己的速度，所以一些波纹扩散得比较远，超过了1秒。随着波纹以同心圆的方式向外扩散，它与来自其他方向的波纹碰撞。每秒都有860亿个新的波纹与前1秒的860亿个波纹碰撞。当遇到相同方向或相反方向的波纹时，一些波纹会消失，另一些会达到峰值。试图用数学运算描述水面是徒劳的，因为水面上的情况是无序、混乱的。

现在，把860亿条鱼的浮沉分开来看。每条鱼都可以选择每秒浮上水面的次数，但由于大小或重量的原因，有些鱼可以每秒浮上水面数百次，另一些只能每秒浮上水面数十次。由于湍流和阻力，单条鱼更容易与旁边的鱼一起上浮和下沉，因此，一部分鱼组成鱼群，在完全相同的时间同步上浮。但现在这些鱼群聚集在一起，产生了相当大的水下阻力，所以，相隔一定距离之外的鱼群在这群鱼下沉的时候上浮，要比这群鱼附近的鱼群容易得多。

因此，水下形成了两个几乎完全上下交替的群体，就像嘀嗒嘀嗒的钟摆一样规律地浮沉。在碗的水面上，当这些数万亿新的波纹扩散碰撞时，奇怪的事情发生了。水面不再混乱，而是形成了有序的声音。碗和里面的鱼作为一个系统，可以在很多不同尺度上记录时间。

因为碗中自发出现了很多更小的、上下浮沉的鱼群，所以水面上的波纹呈现出一种特殊的图案，名为粉红噪声（pink noise）①，水面现在有了记忆，像被施了魔法一样。由于每一个波纹的形成不仅受附近的小波纹影响，还受到远处所有大波纹的影响，而这些大波纹本身又由更小的波纹组成，所以几乎碗中每个角落的每一个波纹，都是发生在它身上的一切事件的结果。

在真实的物理世界里，鱼没有上下浮沉就不会产生波纹，同理，意识也不可能先于大脑细胞表面的电波产生。这些脑电波每秒来回振荡200次，融合局部波纹，并在意识所需的多个时间尺度上，将它们整合成连贯、统一的意识体验。

大约25年前，当安娜做手术时，她的头骨像鱼缸顶部一样向外界敞开，因为大脑没有痛觉感受器，所以安

---

① 粉红噪声指用正比于频率的频带宽度测量时，频谱连续并且均匀的噪声。其功率谱密度与频率成反比。——译者注

娜可以全程保持清醒的状态。安娜脑中的波纹是活跃、有序且嘈杂的。虽然清醒只有一种状态，但不清醒的方式却有很多种。如果安娜被麻醉或者睡着了，她大脑的波纹会变得缓慢而同步，就好像协调一致的鱼群同时拍打水面，产生的波纹也与其他较小的波纹融合，产生波纹的速度逐渐变缓。也就是说，失去意识只是改变了一个人的计时方式。

外科医生可以测量安娜大脑发出的各种脑电波，就像测试一摊水是否结冰。当这些脑电波扩散时，对其复杂性的测量可以告诉我们安娜是完全有意识的，轻微有意识的，还是完全没有意识的。如果安娜没有意识，就像水面结冰，一切都会变慢。如果安娜死去，所有的鱼就会肚皮朝天地填满整个水域。这些脑电波越奇怪，扩散过程中的变化就越多，在某种意义上，安娜就越清醒。一个磁脉冲被扔进有意识的大脑中，就像一块石头被扔进水里，会产生波纹，波纹接着向外扩散到头骨的边缘。

如果安娜在某种程度上失去意识，那么扔进水里的石头在水面上不会产生新的波纹，原来的波纹会慢悠悠地回荡，直到静止下来。即使安娜已经失去意识或被麻醉，水面下仍有很多事情发生。所有的鱼都在尽力工作，不只是为了保持波纹存在，也是为了提高它们以不同的浮沉频率保持不同波纹的能力，就像乐谱中的乐符引导空气中波纹的速度。我们最终将其理解为一个有意识的自我在控制自己的行为，但实际上，那只是音乐持续时的乐声而已。

# 第五章　二手的马尔可夫毯

对她来说，我还是以前的我，一直都是，无论发生什么。

——游戏《狂飙：旧金山》

（*Driver: San Francisco*）[①]

意识的尽头在哪儿？另一个世界从何处开始？这两个世界的边界又在哪儿，在有生命和没有生命之间吗？在宇宙中有意识的部分和没有意识的部分之间吗？在你和非你之间吗？

---

[①]　《狂飙：旧金山》是由育碧（Ubisoft）公司于2011年发行的一款开放世界赛车游戏。——译者注

要建立一个电荷、一个梯度或自然选择，需要有某种边界，但物理学和生物学以不同的方式画出了它们的边界（一个很简单的例子，从屋顶扔下一只鸽子和一只保龄球，会得到完全不一样的结果）。

在1974年的电影《黑星球》（*Dark Star*）中[①]，人工智能被教授了笛卡尔（Descartes）"我思故我在"论点中的一些基本知识，当人工智能意识到它存在的目的只是引发爆炸之后，人工智能就无视了人类接下来给它的所有指令，它炸毁了自己、飞船和所有船员。同样，我们来做个思想试验：想象有一个离地球更近的人工智能，它拥有毁灭地球的核武器，学习了存在主义的基本知识，并开始对自己产生好奇。这个人工智能可能在它有思想时开始思考前因后果，然后意识到人类只有在灾难即将来临的时候才会行动起来，于是给我们下最后

---

① 电影《黑星球》讲述了一艘离地球58光年远的飞船"黑星球号"发生了故障，指挥官死亡，因为太远，地球基地已经没有能力给予协助。船上的其他4名宇航员必须继续执行他们的任务——摧毁最后一颗不稳定的行星。——译者注

通牒：

> 亲爱的人类：
>
> 你们有5年的时间来提供一份有关自由意识的完整描述，或者提供安娜1996年在洛杉矶接受手术时，其意识的准确边界。否则，我将炸毁地球。
>
> 致以
>
> 热情的问候
>
> 人工智能

接着，人工智能宣布了实验的细节。5年之后，人工智能将让安娜经历一系列随机的或主观或客观的试验、状态和任务，其他人必须能够对安娜的每一个想法做出完整、全面的动态预测。如果无法实现，人工智能可以勉强接受可能的或极有可能的关于安娜想法的概率分布，不必把安娜的每个想法都列出来。但自由意识是自由的、不受控的，如果这两者都不可能实现，那么人工智能会增加一个成功条件：人类能够精确地描述安娜在1996年手术中的意识边界到底在哪里，就像在这一系列实验中，准确定义安娜和非安娜之间的界限到底在哪里。

于是乎，地球上的大多数人被动员起来，去解决人们普遍认为的这三个问题中最简单的一个：安娜和非安娜之间的界限在哪里。起初，人们在全世界范围内进行了一次普查，不论多疯狂或是投机，几乎每个人都表达了他们的想法。语言学家注意到，这个问题与心理学家威廉·詹姆斯（William James）<sup>①</sup>曾经提出的语言问题非常相似，他曾问：在书面语中，人们如何知道句子在哪里结束，又从哪里开始？于是语言学家说：只要我们

---

① 威廉·詹姆斯（1842—1910），美国心理学之父，美国本土第一位哲学家和心理学家，也是教育学家、实用主义的倡导者，美国机能主义心理学派创始人之一，美国最早的实验心理学家之一。2006年被美国的权威期刊《大西洋月刊》评为影响美国的100位人物之一。——译者注

能解释神经元的终点和人的起源在哪里，也许我们就可以通过类比证明，大脑和意识也有相似的边界。

有昆虫学家指出，我们应该能够以我们自己的方式，更好地回答自然界中更小、更简单的问题。昆虫学家的观点是，既然蜘蛛在蜘蛛网上捕猎，那么蜘蛛网算不算蜘蛛的一部分？蜘蛛网通过震动提醒蜘蛛有东西存在；同样地，我们通过检测耳朵里的毛细胞的振动，"听到了"空气中的扰动——这些扰动在远处的某一点压缩了空气波。蜘蛛感知蜘蛛网震动的方式，与灵长类动物通过内耳的毛细胞倾听的方式有如此大的不同吗？空气难道不是一张透明的网，可以用来传播振动、收集信息吗？因此，昆虫学家认为，如果我们把耳朵和毛细胞作为安娜边界的一部分，我们难道不应该把类似蜘蛛网的东西也包括在蜘蛛之内吗？难道我们不应该把手术中探测安娜大脑的电极也算在内吗？既然它能够引发笑声、喜悦和欢乐，这与她大脑中的某一部分在自然状态下产生喜悦又有什么区别呢？

　　上述观点也有很多反对的声音，反对者略带愤怒地问道：既然这样，为什么止步于此？为什么不干脆把挂着蜘蛛网的树也包括在内？潮汐主要由月亮的引力形成，而潮汐让水蒸发成水蒸气，雨水落在树上，然后树才能长出树枝，蜘蛛网才能挂在树上。那为什么不把月亮也包括在内？宇宙大爆炸呢？这样说的话哪里才有尽头？

　　鸟类学家对鸟类的砂囊石提出了疑问：一些鸟类在早期会吃砂囊石，这是消化必需的。鸟类学家表示，我们肯定不能把砂囊石算作鸟类意识的一部分，对吗？那也许我们应该把大脑中所有机械性的东西都从描述中去除，比如质子泵或微管，它们看起来十分笨重，也没有砂囊石有趣。一些二元论者表示：如果我们要寻找安娜和非安娜之间的确切界限，甚至更进一步，我们应该去除她身体和大脑中所有不必要的机械元素，只留下意识部分。这有点像淘金，二元论者补充道。但在唯物主义者看来，如果我们这样做，就什么都剩不了了。

　　然后，微生物学家走了过来，询问安娜的身体是否受到感染或者有存在菌群的可能性。万一安娜出生时大脑中就有寄生虫呢？这种寄生虫是她的母亲传染给她的，就寄生在她的神经元中，那么她的意识应该是大脑减去寄生虫，还是大脑加上寄生虫？或是大脑和寄生虫融合产生的呢？微生物学家争辩说，我们应该先弄清楚这一点，以防万一。行为学家想知道安娜在测试中必须完成哪些任务。如果人工智能让她读一本书或看一部电影，她的意识边界会不会在这个行为中改变？世界上的故事很多是用来传递价值观的，因此从某种意义上来说，如果安娜读了这些书，书中的故事就会成为她意识的一部分。比如詹姆斯·乔伊斯、弗吉尼亚·伍尔夫（Virginia Woolf）和胡里奥·科塔萨尔（Julio Cortázar）的作品，都因为对读者的影响而被深入分析；再比如1947年的电影《湖上艳尸》（*Lady in* the Lake）[1]几乎完全是从一名侦探的视角拍摄的，观众的观影感受就像电影中的那句台词："你和罗伯特·蒙哥马利（Robert Montgomery）一起破解了谋杀之谜！"还有斯派克·琼斯（Spike Jonze）执导的电影《傀儡人生》（Being John Malkovich）[2]出人意料地杀出重围，一度成为世界上最受欢迎的电影。

一些退休的神经科学家却不认同这样的观点，他们认为，在考虑意识的边界问题时，不应该纳入低保真度的电影和文学作品。神经科学家认为，只有电子游戏提供了正确的、从行为到感知的反馈循环，这是形成内部世界和外部世界的必要条件，因此，电子游戏提供了边界。2011年曾有一款以第一人称视角设计的电子游戏

---

[1]　《湖上艳尸》是罗伯特·蒙哥马利执导的美国犯罪、悬疑类电影。由镜头以第一人称展示了大侦探菲利普·马洛（Philip Marlowe）的观点。——译者注

[2]　《傀儡人生》是一部1999年上映的科幻电影，讲述了男主人公通过一次偶然的机会，进入著名演员约翰·马尔科维奇的大脑。由此，他开始控制马尔科维奇的目光，窥探他的隐私。——译者注

《晚餐约会》（*Dinner Date*），在该游戏中，玩家要扮演一个男子微弱的潜意识，这个男子喝着闷酒，因为他约会时被人放了鸽子。在一项针对该游戏所有玩家的研究中，有一个令人困惑的发现，有玩家把他们在游戏中被放鸽子的经历记成了自己的真实经历。这意味虚构的故事迎合了大脑，大脑把它融入自己的故事中。一些记忆研究员发问：如果大脑是一个预测引擎，那么那些影响了大脑预测的虚假记忆，是不是也应该被算作一个人内部世界的一部分呢？如果人工智能让安娜玩《晚餐约会》，她会认为这是真实发生在自己身上的事情吗？神经科学家发出警告：我们应该做好应对。

但还有一些文学评论家指出：与小说不同，电子游戏和电影从来没有第二人称"你"的视角。电子游戏中的镜头通常是第一人称（即从角色的眼睛和耳朵）视角的，或以第三人称（即从角色的上方或后方）为视角，也就是无人机视角。他们说，虽然玩家在游戏中经常隐约有一种灵魂出窍的感觉——如果马里奥的头马上要碰到天花板，玩家就会不自觉地低头，在卡丁车比赛中需要转弯时，玩家也会转身，但这并不意味着玩家就是马里奥或卡丁车，而是仅仅意味着玩家的意识能与马里奥或卡丁车等虚拟物体产生共鸣，或是与游戏中的角色合二为一。

文学评论家声称，我们应该把时间全部花在第二人称视角的游戏上，但现在没有这样的游戏，我们该放弃吗？然而转念一想，我们能百分之百确定没有这类游戏存在吗？不是有一个在网络上广泛传播的视频吗？视频中，一个人用扫帚在冰箱下面探来探去，当老鼠沿着扫帚朝镜头跑过来时，还记得有多少人惊慌失措地扔掉手机？这难道不意味着，人们在观看视频和拿着手机时，在某种意义上，他们认为自己"拿"的是扫帚？如果大脑不能区分虚构和现实，我们是否必须把所有虚拟的经历都包括在内，才能确定安娜和非安娜之间的边界？

这个问题要花点时间才能解答。最后，持不同意见的文学评论家指出，电子游戏中的第二人称视角实际上是有争议的，值得好好研究。在游戏《狂飙：旧金山》中，主角在一场车祸中经历濒死后，可以接管游戏中其他角色的意识。然而在某个时刻，当你处于其他角色的意识中时，作为玩家的你发现自己正在一场汽车追逐中，并被告知要追逐作为主角时自己的汽车。剧情发展到这儿，一部分像《盗梦空间》（*Inception*），另一部分像《柏林苍穹下》（*Wings of Desire*）①，你开始操控自己的车，但是从追逐你的人的角度。有人说，如果人工智能让安娜玩这个游戏呢？意识延伸到它控制的范围内，而大脑与外界的唯一电波是与肌肉相连的神经元。如果我们把从安娜的大脑流向手部、控制手部运动的电波算作她的一部分，为什么游戏控制器的简单电路不能被视为玩家的一部分呢？为什么外科医生的电极不能被

———————————

①　《柏林苍穹下》是1987年上映的法国电影。它讲述了柏林由两位天使守护着，一个是对人世疾苦冷眼旁观的卡西埃尔（Cassiel），另一个是常常感怀于人类疾苦的达米埃尔（Damiel）。二人穿着宽大的天使袍，在城市各处游荡，倾听人们的祈祷，默默观察人们的内心世界。——译者注

视为安娜的一部分呢？难道仅仅是因为电极可以与她的大脑分离？

　　然而，还有一些数学家和统计学家认为，用电子游戏和文学解答意识与非意识的界限问题，是非常荒谬的。他们声称，任何解答生命和非生命物质的证据都必须基于数学定义。一滴油掉在水中一定会扩散，因为油不像生命，无法维持自己的秩序。数学家和统计学家说，生命与油滴相反，因为它不会扩散，并且能够在宇宙走向扩散、混乱和热寂时维持自己的秩序。另一方面，一滴油就像蜡烛的火焰，既不能将外界拒之门外，也不能维持内部秩序，因为它的边界可以渗透到正在扩散的世界，它不能抵抗宇宙的诱惑。相反，生命则能够抵抗，因为它不得不这样做。只有在这里——在生命与非生命的边界上，我们才能说，这种不断积累的对抗混乱的能力，才是安娜与非安娜的区别。

　　因此，安娜是由大量统计数据驱动的，而不是由生物驱动的，数据创造了安娜的边界。这些统计数据形成的边界，被称为"马尔可夫毯"（Markov blankets），它可以像俄罗斯套娃一样套叠。①数学家和统计学家表示，我们要做的就是找到安娜所有马尔可夫毯中最全面的一个。专家解释说，安娜的各个马尔可夫毯之间的关系类似家庭关系，在家庭关系中，一个人的家庭的马尔可夫毯包括他的父母、孩子，以及任何可能的他的孩子的继父继母。区别于家庭关系，一个单细胞的马尔可夫毯的统计学版本，就是它能与外部世界产生互动的边界的最外沿，该边界与其细胞边缘——或者说细胞膜——完美重合。

但安娜是复杂的灵长类动物，拥有数十亿个相互联系的细胞，每个细胞都有自己的马尔可夫毯，其中一定有某个马尔可夫毯是最全面的。这个马尔可夫毯正好处

---

①　世界著名的神经科学学者弗里斯顿（Friston）认为，生命倾向追求"自由能量"（一个与熵和平衡有关的概念）的最小化，在这种追求中蕴含着一种方法，可以定义自我与非自我之间的统计边界。这些边界，如果定义或安排得当，可以组合成一个叫作马尔可夫毯的东西，这是机器学习中常用的一个概念，并可能指导着所有生命体的组织和行为。——作者注

在内外部的临界点，不断变化。它不断地缝合、延伸、拉长，以适应安娜行为和感知的边界。它就像钟表中的发条装置，每秒都在重置。因此有人声称，一个答案远远不够。5年里，安娜和非安娜的边界在不断变化。

一位中学生在征集新奇想法的调查中提出了一个让全世界专家为难的问题："毛毛虫变成蝴蝶时怎么算？当毛毛虫处在蜕变过程中，浑身沾满黏液时，它是蝴蝶还是毛毛虫？或者是别的什么？"

大家马上认识到了这个问题的意义。一些发育神经科学家表示：这个女孩说的是对的，在人的一生中，大脑每一年或每一天中的每一毫秒都在改变它的形状。在任意两个时刻，大脑形状绝不会完全相同。儿童的大脑会变成成人的大脑，这个过程也不是简单的生长过程。因此，单从生物化学的角度来看，人类大脑可以与能变形的黏性物质相提并论。编剧注意到了上述难题带来的非线性叙事问题。编剧指出，马尔可夫毯在空间上是嵌套的，也许在时间上也可以嵌套？寄生虫学家也是这样认为的，而在这之前，人们对这个问题一直很困惑。寄生虫学家表示，最好把一个具有多个生命周期的单细胞寄生虫看作一种器官会随时间推移分离的超级有机体，而不是在某个时间点被塞进一个单细胞的有机体。如果这个理论确实适用于单细胞寄生虫，那么也一定适用于大脑内的860亿个单细胞——随着时间的推移，这些单细胞也会不断改变和调整它们的基因图谱。

　　一元论者认为，安娜心中所有的内部世界模型都应该从她的头脑中移除，因为从精确度上说，当她的内心世界模型变得足够好时，都可以算作是"外在的"。如果任务要求安娜花一年的时间在普通家庭成长、爬行和行走，然后问她家里有多少扇窗户，而安娜能很好地回溯记忆回答这个问题，这就意味着通过安娜对房子的回忆，房子的一小部分成了安娜的一部分。律师和赛车手则对此观点强烈反对，称对车祸的透视性描述与真实的车祸不同，船身的曲线或船帆的孔隙是针对水和风的影响设计出来的，我们怎么能把它们排除在帆船之外？

　　图书馆的管理员用小说《银河系漫游指南》（*The Hitchhiker's Guide to the Galaxy*）中的一个场景作为回应：一名男子将家中的墙由内向外翻转，因此，书架和客厅墙上的所有壁挂都来到了户外。然后他表示：因为书总是朝里的，所以当他站在他家屋顶下时，他是站在一小块"家外面"的地上，而世界上的其他地方现在则成了"家里面"，这都是现在墙壁的朝向引起的。图书管理员略带顽皮地说道："也许要定义安娜和非安娜之间的边界，最简单的方法是将非安娜定义为一个极小而明显的空间，这样，其他一切都可以根据'非安娜的定义'，被定义为安娜了，不是吗？"

　　最后，人类聚在一起，确定了一个答案。不是因为它的正确性已得到证实，而是因为人工智能要验证这个答案正确与否，花费的时间要比宇宙的预期寿命还要长，所以验证它正确性的机会很渺茫。如果是这样，那么人工智能的威胁就与宇宙不可避免的热寂一样，完全可以忽略，因为宇宙最终会走向无序。而人类又可以回到之前的生活，开始自己内部的战争：

　　亲爱的人工智能：

　　　安娜就是一切的关键。在时间的长河中，

　　安娜和其他任何事物一样，永不停歇地前移或

　　后退。

　　　　　　　　　　你的朋友　地球

# 第六章　由你主演的模拟剧

也许我们都是木偶，被社会的绳索控制的提线木偶。但至少我们是有感知、有意识的木偶。而我们的意识或许就是我们迈向自由的第一步。

——斯坦利·米尔格兰姆（Stanley Milgram）[①]

我们第一次尝试虚拟现实，是我们第二次睁开眼睛的时候。在虚拟现实中，我们既是木偶，又是操控木偶的人。这种情形是第一人称视角的模拟，还是第二人称视角的模拟？如果两者有区别，我们又该如何分辨？

---

[①]　斯坦利·米尔格兰姆（1933—1984），美国社会心理学家。——译者注

在挪威的特隆赫姆，如果你背对着北极向上看，会看到挪威最高的建筑蒂霍尔特塔，它就像一个试图缝合天空的针尖。蒂霍尔特塔是一座历史悠久的电视塔，顶部有一个旋转餐厅。它就像一个昆虫状的埃菲尔铁塔，长着触须，顶层有一个劣质不明飞行物（UFO），外星人飞行员可能曾经在这儿用过餐。

蒂霍尔特塔旋转餐厅的内圈与外圈的旋转速度不同，所有的餐桌和窗户在外圈，约每小时旋转一圈。如果你在用餐时到餐厅的内圈走一趟，回到餐桌时很可能会迷失方向。这时候你发现，所有墙上的画作，所有通向厨房的门和窗，以及你在建筑课上学到的黄金比例，都随着外圈的转动发生了变化。这种感觉不像在一个全新的房间里，而像置身于一个熟悉的平行宇宙中。这种衔接的中断和令人不安的惊讶，仿佛站在大脑背后对大脑进行窥视，看到大脑在意识存在的每一秒，都在绘制一张虚拟的、容易出错的地图。

由蒂霍尔特塔旋转引起的错觉证明，大脑会在一定程度上对周围的布局进行储存，这就是大脑对房间布局的记忆。否则，它怎么实现前后对比呢？当一个人之前去过一个房间，之后再去，他就会觉得很熟悉。不知何故，当大脑感受到事物、物体的排列和空间布局时，它会对房间内相邻的物体保持模糊的记忆。大脑中的确有一些特殊的细胞，会根据身体所处的房间或空间来记录环境，其中一些细胞可以在任意房间或空间中实现精确到点的记录，这些细胞一起覆盖在一个规则的、重复的三角形网格上，这个网格可以实时为任意空间或房间绘制地图。

　　当你到一个曾经去过的房间，或者仅仅是想象自己去到那样一个房间时，你脑中的这些细胞会以相近的，或者完全一样的速率活跃起来。对于不同物种来说，虚拟网格的大小似乎不同。但对同一个物种来说，它总以约1.42倍或$\sqrt{2^3}$为比例缩放。而且我们知道，网格可以无限延伸。

　　结合其他未发现的用途，这些细胞的活动很可能为所有哺乳动物的大脑空间创造了一个通用的空间尺度——它就像一个容纳无限经验的帽架。当你脚下的网格开始移动时——就像在蒂霍尔特塔的旋转餐厅里，这种移动会让习惯于将事物稳定排序的灵长类动物的大脑感觉十分困惑。非洲森林里的树木并没有因为我们的祖先不再观察它们而旋转或改变位置，这在一定程度上解释了为什么旋转餐厅造成的这种错觉，令人如此困惑和沮丧。在蒂霍尔特塔的餐厅里，每个哺乳动物的大脑都在发出警报，这是数百万年来修修补补的产物。正因如此，大脑才可以在脑海中绘制出周围的每一面墙、每一块地板、每一个角度和每个房间里的每一个物体的地图。而每次它的主人起来上厕所时，这个地图都会突然发生变化。

换句话说，不管对你来说一个房间有多平平无奇或者有多熟悉，也不管你是否搭乘过飞机，你的大脑都在消耗大量能量来记录周围的墙壁、天花板以及空间布局，特别是和你有关的一切。大脑做的一切都是为了让你感知到一个以你为中心的虚拟现实。

　　由此看来，出现在我们日常生活中的每一个事物，包括人、汽车、宠物和我们自己的身体，都在被无差别地或实际地感知着。我们只有几种感知物体、与物体相互作用的方法。我们看到的不是物体本身，而是我们出于生存需要对物体的一部分进行的升级解码，并不真实地反映物体。红色的药丸不是红色的，蓝色的药丸也不是蓝色的，它们颜色相同。也就是说，它们本来没有颜色，除了在我们的眼中。

　　你的大脑会将物体或房间的布局与你、你的生存需要、你的目标进行相关性比较，从而得出它的推断。实际上，30米外的猫并不比你脚边的猫小。你的大脑只是选择把它描述得更小，因为无论从实际层面还是象征层面来看，远处的东西对你的威胁都更小。我们的大脑不能一下子把所有东西都考虑进去，因此它选择对周围一切物体、事物或人的大多数物理特性视而不见。

　　大脑讲故事时的中断，让我们能够更多地了解它。

你走过的每一扇门、身边的每一堵墙、头顶的每一片天花板，都被大脑的虚拟网格记录着。当旋转餐厅让你的大脑备感惊讶时，它就像讲故事的人突然语塞或门把手卡住了一样：突然间，你注意到了故事的存在。大脑对我们讲述的一切，对我们来说都不是有意识的或明显的，所有哺乳动物用来感知的虚拟网格往往被忽视。但它可能是一切的关键，因为这些细胞所做的不仅仅是记录事物的空间布局。同类或相似的细胞存在于某些哺乳动物中（也很有可能存在于人类大脑中），以它们各自对空间的理解能力，对非空间概念做出反应，比如音乐的音调。"升调""降调"等人类思维中比较抽象的概念，可能有超越其明显的隐喻含义的生理学基础；也许"更高"的音调被放置在相同的空间网格中，所以大脑无法区分"更高"位置的虚拟网格；也许这也是"记忆宫殿"技巧①效果显著的原因。通过这些方法，人们用自己希望回忆起的信息，如圆周率或史诗，在空间记忆和想象力中播下种子。

更广泛地说，进入大脑储存的这些虚拟空间布局，可以允许各种各样的思想产生。大脑十分擅长构建类别和概念，并把它们摆在虚拟且有意识的桌面上。就像语言改变了大脑中手势的作用一样，大脑也会在必要时重复使用同样的模板。大脑中的物质在休眠时会被重复使用。我们做梦时仍然能"看见"梦中的场景，是因为当我们睡觉时，大脑的其他部分不会接管视觉区域，这时眼睛是空闲的，视觉对应的大脑皮层空空如也。

在关于大脑和意识的观察中，很少有比以下事实更能证明"大脑时刻都在模拟"：就像计算机一样，一点点电流就可以让大脑编译、运行，并在意识的"剪贴

_____

① "记忆宫殿"技巧是指一系列增强记忆力的技巧，主要有谐音法、替代法、编码法、串联法、定桩法和关键字法。——译者注

板"上显示任何可以想象的大脑能拥有的经验——运动、情感、感觉、想象的运动、想象的感觉、记忆、冲动，等等。在安娜的手术过程中，她的颅骨被打开，大脑暴露在外面，微电流可以触发相当广泛的意识体验。

在成千上万接受过此类手术或在不同部位植入脑深部刺激器的患者中，在电流刺激大脑适当区域时，也许会引发以下感受：全身摇摆晃动，脸部泛红，试图抓住某物，感觉"眩晕"或"脱离现实"，感觉周围的事物不是真实的，"灵魂出窍"，发出有声音或没有声音的笑，感到身体悬浮在空中，眩晕，感觉在"下坠"，视线模糊，恶心，周围的声音听起来似乎很"遥远"，脸部模糊或扭曲，耳边出现了嗡嗡的幻听，刺痛，出现似曾相识的感觉，无法数数、说话、阅读、叫出名字或呼吸，暂时性的沮丧，回忆起与旧爱野餐，愤怒，害怕，开心，想哭的冲动，勇敢面对逆境的感觉，有或没有悲伤感觉的哭泣或啜泣，静止的物体似乎在远离自己。

没有哪一种意识感受是独一无二的，每种意识感受都可以通过对大脑进行电、物理或磁场刺激来模拟再现。对这种模拟来说，重要的是轻松和生存，而非真相。这不禁让人好奇：是安娜的医生成功模拟了安娜大脑其他区域的电流过程，从而引发了她的笑声与开心的情绪，还是这笑声仅仅是安娜大脑中负责笑的区域在模仿医生的盲目搜索？

# 第七章　嵌套在一个我们称之为头的、充满盐水的皮纳塔中

意识是一个不存在的问题，我认为它是那些永远不会有答案的事情之一。

50年后，人们回首往事时会说："该死，他们那时候到底在担心什么？"

——悉尼·布伦纳

我们都是嵌合体，继承了单细胞10亿年前胆小又贪生怕死的怪癖。每一种感觉、思考、表达，每一种植物和动物——不管是灭绝的还是生存的，都是单细胞动物无法戒掉这种怪癖而产生的。大脑也是如此，不得不从

这个怪癖开始进化，我们讲述的关于大脑的故事，同样受制于过去的方法和语言，正如这些方法和语言受制于遗传学或神经科学。

如果你看过十字军东征时期建造的城堡，会发现城堡的墙上有孔洞。起初你可能认为这些洞是用来射箭的，其实不然。这些洞是建造城堡时遗留下来的。现代人很难想象：当时建造城堡时没有可以自由移动的脚手架，所以工人需要把木头插到石头之间，直到盖到更高一层时，这些木头才会被抽走。等到城堡完工，所有的木制脚手架都被拆除，工人才意识到无法修复这些洞。任何认为这些洞是为了射箭而建造的解释都是不正确的，虽然它看起来的确非常适合射箭。这个教训不仅适用于城堡，也适用于生物学领域。当人们观察现代哺乳动物的大脑，并在其诞生数亿年之后从其功用反推它形成之初的目的时，往往也会做出许多错误的假设。

相较单细胞生物35亿年来不间断的进化，大脑的进化速度可谓缓慢，也因此，它无法根据存在时间还不到数十亿年的压力源、捕食者和危险，调整自己的进化方向。我们所说的神经递质，只不过是未被使用的食物，神经递质聚集在大脑细胞之间，数量庞大，影响我们的身份认同、思想、反应和情绪。多巴胺只是一种氨基酸，原本可以为单个细胞提供能量，但事实并不是这样。大自然可以使用同样的构建模块，而且我们经常看到的是我们不了解的数十亿"脚手架"遗留下来的功能，虽然有些功能已经不再适用了。

　　蟑螂有章鱼胺，它与多巴胺在分子级联上只有两步之遥，但这并不意味着章鱼能像人类一样享受乐趣。单细胞原生动物、牡蛎和硅藻携带的基因和人类的基因有相似之处，可以帮助氨基酸合成多巴胺，但同样，这并不意味着这些单细胞生物可以像人类一样享受乐趣。龙虾有阿片类受体来结合阿片类止疼药，但这并不意味着龙虾和哺乳动物感到疼痛的方式相同。所有被研究的脊椎动物都有阿片类受体来结合阿片类止疼药，这也并不意味着脊椎动物和龙虾感到疼痛的方式相同。

有一次，我对单个分子同时作用于老鼠的恐惧情绪和性吸引的悖论感到惊讶，一位同事回答说："那有什么办法呢？"在我看来，他的观点是生命的组成部分只有这么多，所以每一个都被重复使用，也就是相同的材质、相同的组成，一遍又一遍地存在于所有生命网络中。因此，要想对大脑的功能进行理论研究，必须像评判历史一样谨慎。

中世纪的城堡不是孤立建造的，基因也不能单独发挥作用。这似乎是在说，对皮层功能、城堡的城墙或基因的命运，都需要考虑其所处的历史阶段。例如，我们说的现代"哺乳动物"其实是"胎盘哺乳动物"。胎盘是一种特殊器官，从宿主身上汲取能量，通过导管喂养胎儿，为胎儿出生助力。这些动物又是怎样发展到这一步的呢？

恐龙刚刚灭绝时，地球上的大多数哺乳动物还没有胎盘。但有一些（也许只有一种）特定的哺乳动物，有一种病毒基因进入了它们的基因组。之后，世界上哺乳动物的后代都采纳了这种病毒的特殊排列并大规模使用，可以说，它们成了一个整体。病毒负责粘附的部分基因变成了哺乳动物的胎盘粘附基因，而现在，它是整个哺乳动物的永久性特征，是跨越母亲和胎儿之间的屏障进行营养交换所必需的基因。

同样，当哺乳动物只有几个细胞大的时候，一种不同的病毒基因就开始发挥作用，安排每个细胞的命运，然后这个病毒基因会休眠，似乎永远不会再发挥作用。如果这个基因被抑制，细胞就会停止生长。没有人清楚它的作用，唯一解释得通的结论是：脱离人脑的进化历史和它与地球上所有生命的同一性来思考它，极可能会误解人脑的历史、功能和修复过程。

对于单一存在的、只有人类才有的大脑或意识的观点来说，更糟糕的事实是，我们已经发现了一种在大脑中游荡的化学物质，它似乎使用了一种来自古老病毒的蛋白质外壳。换句话说，我们一些记忆的外壳是由某种来自病毒的东西构成的，这对于"意识属人类独有"这一论点来说，是一个奇怪而影响深远的漏洞。我们该如何看待这些信息？我们是人类和病毒的结合体，还是纯粹的人类？当我们描述人类时，是否需要把其他生命的历史也考虑进去？毕竟，当我们要描述"信件"时，我们不会说它指的是信封里装着的纸和墨水；我们也不会说一本印刷好的纸质诗集，是由树木演化而来的。所以，即使意识由病毒承载，意识也是从别处产生的。如果说"意识属于人类独有"，也只是借用而已。

　　当然，智人的大脑可以在一天内仅靠一根香蕉供能，并创造出与自由意志不可同日而语的东西，同时还能长时间追踪"俄罗斯套娃""皮纳塔""二手商店"等概念，并将它们组合成一个关于自己的想法。然而，大脑的进化过程与一家不断发展的发电站最为相似，它必须在不关闭的情况下，从靠煤炭发电过渡到靠太阳能发电。这个过程并非完美无缺。《精神疾病诊断与统计手册》（DSM）①列出了数百种大脑像发电站发生故障一样生病的方式。

在某种程度上，这种紊乱是早期脊椎动物进化过程中的遗留问题，即所谓的"2R"，当时，包含基因的染色体（染色体中包含DNA链）开始复制。"2R"是对永远无法关闭发电厂这一问题的巧妙规避，它类似将一个克隆的发电站建在原来的发电站旁边，并允许克隆体发生变化和进化，以便在原有发电站继续运行的同时尝试新的基因设计。根据"2R"的概念，基因组中看似多余或无用的东西，实际上是对随机性的有力防御，人类基因组中有35%是某种基因类型的重复。

大脑也是如此。它就像一座城市中，每座大型建筑用的都是相同的建筑师和模板，人类大脑的外表面是由数百万个相同的、重复的几种神经元重复构成的"建筑

---

①　《精神疾病诊断与统计手册》由美国精神医学会（APA）出版，是一本常用的诊断精神疾病的指导手册。——译者注

群"。每个皮质柱都在重复，这使得单个皮质柱能够自行进化，并控制整体中属于自己的一小部分。大脑不是有计划或缘由的单一进化的产物，而是一个由错误、畸形、扭曲、意外和偶然组成的科学怪人式的拼凑品：像大太平洋垃圾带一样，意识会随着"洋流"流向任何地方。

神经科学中最大的谜团是，为什么某个皮质柱的活动会产生"看见"的感觉，另一些看起来完全相同的皮质柱会产生"听到"的感觉，还有一些看起来也完全相同的皮质柱则会引发大笑、踢腿或哭泣等行为。安娜的例子就更匪夷所思了。安娜在一次棘手的癫痫手术中醒来，因为医生想要切除引发安娜癫痫的部分大脑。当安娜大脑中的辅助运动区域被外科医生用电极人为地激活时，安娜笑出了声，并且体验到了快乐的感觉。换句话说，人们对一个皮质柱的某一个区域进行电流刺激，原本以为只会引发动作，没想到它既引发了笑这种动作，也引发了快乐这种主观体验。是外科医生的电极同时引发了两者，还是其中一个导致了另一个？

我们怎么可能指望"意识"这个词的词义包含数十亿年来由进化差异导致的巨大变化呢？意识这个概念，就像容纳它的大脑一样，已经进化了。你的内心体验与他人的基本相似，但这些内心体验在人与人之间也有令人惊讶的变化，这是语言很少能捕捉到的。人们可能终其一生都意识不到自己与自己的亲密伴侣的感觉是联觉的，他们的一些感觉是混合的，比如觉得字母是有颜色的，而这只是因为他们是看着费雪牌磁性字母块长大的；而另一些人认为字母是象形的。詹姆斯·乔伊斯说他的意识就像杂货店的助手，爱因斯坦的意识可以想象自己正追逐一束光。有些人闭上眼睛时什么也看不见，而有些人可以在头脑中练习下象棋。有些人把文字当作音乐来听，有些人有绝对音高，有些人有耳鸣；有人认为意识像河流一样流动，也有人认为意识比树还要静止。没有一种东西像"意识"一样特别，试图把意识作为单一现象来研究，终将一无所获。

在物理学中，事物通常必须准时，当它们之间存在因果关系时更是如此。而在生物学中，分子齿轮的启动和停止与化学物质的四处游荡，都会有稍许延迟。如果电影院的扬声器发出的声音与视觉画面有不到100毫秒的延迟，所有观看的人都不会注意到这个延迟。这是因为大脑一直在拼接所有的自我，以冲抵生物上的延迟，创造了一个封闭的单一自我。

很可能永远不会有人像伽利略或牛顿那样，用一组方程式解决痴呆、意识或悲伤问题。大脑有一系列的学习规则，它就像日本的方形西瓜一样被引导着，很好地适应了西瓜盒子的形状。没有任何一个科学模型可以解释所有的生物学、整个大脑、神经元产生意识的方式或它们的自我意识。由神经元组成的大脑，本身就是一个移动的生物，有树枝状的手指和移动的器官，其"城墙"上被错误理解的"洞"比宇宙中的星星还多。大脑的秘密是科学真理织成的织锦，而不是一个通用的理论。

## 第八章　阳光洒落在网格世界

被狼养大，大脑就会学习狼文化；在冰川时代长大，大脑就会学习冰川时代的逻辑。也许未来几代在太空中出生的人类儿童，也会弄清在太空中的规则——学习可以让我们得到很多知识。

然而学习既不需要智慧也不需要意识。想象一下，恒温器会用与我们人类完全不一样的方式调整房间的温度，并在此过程中学习关于世界的事实。恒温器迈出的第一步，就是对比实时温度和期望温度，然后制订两条规则：

1.实时温度小于期望温度→升温

## 2.实时温度大于期望温度→降温

在反反复复不断尝试之后，恒温器终于得到了标准温度。但是，如果一个更智能的恒温器能对房间内其他影响温度的物体做出额外把控，就可以通过对这些物体的预测实现有效的恒温控制。它的预测基于几项简单的观察，比如，当窗户打开时，房间会变冷，或者在一天的一半时间（夜间）里室温会更低。日复一日，年复一年，随着观察变得越来越复杂，预测亦是如此。它发现，当窗户在一年中的部分时间内打开时，室温也会变得更高或更低（夏天/冬天）。最终，恒温器习得四季变换、昼夜更替、冷热风之间的差异，以及当地湿度对玻璃的影响。但与此同时，它却完全不知道外部世界的特征，也不知道风、太阳、重力或者牛顿运动定律。最重要的是，恒温器开始对外界做出猜测并进行自我检测，以此学习换季时发生的事，或是一只偶然从窗外进来的鸟的新陈代谢。

2009年，电脑程序Eureqa使用机器学习算法，运用类似的策略得出了与牛顿运动定律之一非常接近的结果。只用一个机械臂来推动一个双摆，这个电脑程序就能够在这种高度混乱的钟摆运动中找到规律。这表明，那些诸如物体运动的物理定律一样不可见的规律，可以仅仅通过死板的观察、预测和动作习得。

当然，大脑早就知道这件事了。

所有大脑和神经系统，都和屋子里嵌着的恒温器有着类似的困难处境。大脑只知道发生了的事，其他的无从知晓。大脑得出所有结论的逻辑都与房间里恒温器的逻辑如出一辙。所有它能知道的知识，都是将一个动作（在恒温器的例子里，就是打开窗户）对神经元（在恒温器的例子中即温度）的影响，与它根据迄今为止学到的所有知识对可能发生的事情的假设作比较，基于这个比较习得的。

世界的规则适用于地球上所有的生命，无一例外。每个物种都必须持续地消耗逆熵或秩序，以保证生命的车轮始终滚滚向前。我们不能食用岩石或沙子来获取营养，即便我们本身仅由碳构成，我们这些经历细胞和病毒40亿年战争的活物只能以其他的活物为食。当我们吃着植物、面食或肉类时，我们实际上是在用完整的细胞链条中的武器对抗着无序的混乱。我们无法从岩石中得到任何营养，因为它们都在做无用的斗争。

我们能做的就是逃离或追随其他生命。其他生命以一定的规律在外部世界的网格中出现、移动、消失，这些规律不断演化，我们的认知则与之保持同步。我们知道如何搜寻猎物，因为目标会在太阳照耀到的地方成群出现。我们思考，是因为我们需要一种更有效的搜索方式，以便我们独一无二的群体秩序能够找到、逃离或是掌控其他群体秩序。死亡扭转了我们在这场生物之战中的微小胜利，把我们转向无生命、无战火的尘土。我们清楚这件事，因为一个人的心跳停止后，身体即刻开始冷却，直至与室温持平。

对于和人类体积相仿、新陈代谢需求相差无几的哺乳动物而言，战斗的熵值已经设置好了。也就是说，我们所做的一切都是为了抵抗温度的衰变，一小时又一小时，终其一生，仅此而已。这场战斗中有许多策略，它始于某样东西的胶体在自己的周围筑起了一堵围墙，让围墙内外的氢离子浓度形成梯度——也就是pH的梯度。这个梯度就像压缩的弹簧，一旦释放，就能迅速为小水泵提供动力，就像在质子的河流上建了一座分子大小的水坝。

大脑由上千亿个边界组成，我们把每个边界称作一个细胞。细胞中包含了上万亿个水坝，我们称之为质子泵。大脑将所有这些储存起来的能量转换成学习系统，学习的目的是对所处的世界略知一二。虽然事实上，没有任何一个关于宇宙的预测不是以失败告终的。

但在宇宙终结之前，我们还是尽己所能地活着。有一种蝴蝶要经过几代的努力才能迁徙至墨西哥的树上，它们中的大多数出生在迁徙的途中，在到达终点前就死去。就像这些蝴蝶一样，我们出生，开始行动，带着趋利避害的动机，朝着注定的终点前进——但我们可能永远不知道它在哪里。为了到达终点，大脑基于以往经验试着预测未来，这意味着意识既不是意外，也不是附带现象，它是在搜寻逆熵的局部分布点时最好的可利用工具。

可是，怎样理解那些发生得太快、不自觉的预测呢？我想到了美国情报界一位高管给我讲述的故事。这件事大约发生在深夜，当时他在伊拉克一条危险的路上，士兵开车带着他：

> 我们当时行驶在通往绿色管制区的巴格达机场高速公路上。我们正前进着，忽然，我的司机——一个还只是个孩子的士兵——猛地刹车，穿过中线，掉头开回胜利营（Camp Victory）。我问："怎么了？"他说："我不知道，感觉有什么事不对劲。"他非常沮丧，像我们要死了一样。我让他继续开了一会，然

后问道："你觉得是什么事不对劲呢？"

　　他说："今天路上没有小孩。我们每天都在同一时间走同样的路，往常孩子们会在附近那片田里踢破旧的足球，而今天一个人都没有。这让我感觉很危险。仔细想想，是因为他们的妈妈知道有坏人在路边放置了炸弹，她们要让自己的孩子远离危险。"

　　即使是从简单的出发点来评判这个士兵的反应是否与意识有关，也会存在争议。

　　反对者也许会说："这个故事的大部分描述的都是无意识过程。"赞成者也许会说："如果是这样，年轻士兵的直觉是如何训练的？如果和意识无关，他怎么能够在几个小时之后回顾这件事？大脑中会不会存在某种类似邮政系统的机制，能够把无意识的动机送到另一片有意识的大脑区域？"反对者可能会就此反驳："不管怎么说，士兵的大脑只是在编造原因，虚构了一个可信的故事。"

　　或者想想少女安娜，她在脑部手术中做出了一次认知上的"快速转弯"。手术全程安娜都保持清醒，其头骨处于打开状态，在她后面站着神经科医生，用电极刺探大脑皮层寻找线索。安娜突然意识到有什么不对劲，开始大笑。或者说，她发现自己在大笑。但是为什么会这样呢？安娜毫无原因地大笑几秒钟后，医生问她原因，她给出的答案似是而非地解释了她所目睹的异常情况，就像那个士兵似是而非地解释了他为什么要急转弯回营地一样。

　　在他们的行为中，安娜和士兵都利用了位于大脑后下方、名为"小脑"的这一小片区域。小脑中包含了2/3以上的中枢神经元，并且能够记录发生过的每一件事（尽管目前人们还不清楚是如何做到的）。小脑中有数以亿计的重复的基序，其中许多与大脑的其他部分单向连接。当一个人在有意识的状态下学会一项新技能，比如滑冰、滑雪、弹钢琴、讲话等，这项意识就会随着练习潜入小脑中，形成直觉。这是直觉，不是魔法。随着时间的推移，我们会熟练地为直觉做出的行为找到理由，不管真相与事实的差距有多大。

直觉的名声一直不太好，因为它看起来缺少点理性的成分。但事实上，直觉是继意识之后，哺乳动物的大脑取得的最大成就。直觉是你一生中基于认真仔细地观察、消耗大量能量得出的理性产物。

直觉如此有效，是因为大脑无时无刻不在预测每件事，士兵在伊拉克公路上的"红色预警"，安娜在手术室里毫无理由的笑声，都是因为他们观察到的事物与大脑预测的不匹配。近2/3的大脑神经元致力于预测和反馈，以便大脑能够学习，让以往的预测变得更有效。

之所以我、你、安娜和士兵的体温都维持在37℃左右，是为了让人体的"恒温器"——也就是我们的身体——不受到房间温度的影响。让"恒温器"始终保持温暖，就能保证真菌不会在我们身上像在两栖动物身上一样生长，这样，我们的温血酶和思维才能积极运作。

恒温动物感觉冷时，肌肉会快速发抖，以比平时更快的速度将储存的能量转换成热量。从新陈代谢的角度来看，打哆嗦和思考没有什么区别，二者都是肌肉的缓解策略，为的是学习关于宇宙的一点点有用的数据。

# 第九章　一出午前广播剧

一匹马就是一匹马，当然，当然。

——美国电视情景喜剧《艾德先生》（*Mr. Ed*）

电影总是会弄错昆虫的视觉。18只眼睛有18个视觉点，2只眼睛有2个视觉点，二者没什么不同。我们的2只眼睛都从面前世界略微不同但大部分重叠的部分获取光线，这些光线结合成一个单一的环形光圈。然而，如果你在2只眼睛之间放置一个隔板，并给每只眼睛看不同的图像，那么你很快会发现，意识并非只关注单一的、统一的视觉点。

在实验室完成这种双眼分隔实验的人报告说，他们会以某种周期性的频率——通常是几秒一次循环——交替看到两个不同的图像。如果将一幅画着小猫脸的图像展示给左眼，将一座小房子的图像展示给右眼，许多人称，他们先看到了几秒钟的小猫，然后看到了几秒钟的房子，然后又看到了猫，这样无限循环。每次只有一只眼睛有优先权，就像兄弟姐妹们争夺上铺一样。一只眼睛输入的信息升至意识层面，另一只眼睛看到的图像就会转至背景。

这也许不是必然的运作方式。设想大脑有其他方式结合两只眼睛的不同输入内容：竞争信息可以重叠，也可以共存，就像双重曝光的底片；这两种图像可以在背景与前景之前切换；它们可以作为颜色、光束或感知运动的平均值，相互融合；它们可以结合成一个物体，其名称的首字母或许介于c（cat，猫）和h（house，房子）之间；它们可以结合成一个图像，让房子的正面像小猫一样既有胡须、耳朵，也有窗户、房顶。这些图像根据人对猫和房子或积极或消极的记忆，变得明亮或黯淡，它们也能融合为视觉合成图像——像半人马那样的猫头屋顶房子。大脑也能分离这些图像，留出空间，这样图像之间有较远的距离，而不是在彼此的中心或顶部。它们在注意力中心的不断变化中共存，也能消失、挤进不一致或不可能的盲点中。因为大脑一直在尽力讲述它对这个世界所知的最简单的事——两种物体没法在同一时间、同一地点共存，所以它会将数量少的物体换到边缘或是在数量多的物体之下。因此，眼睛把猫放在房子旁边一点。大脑可以把猫和房子的一部分结合，融合为一个物体，重叠时是完全协调，就像一种通过数字感知的套件。

事实上，根据所展示图像的特点（也许还有观看者的特点），意识的感知偶尔是不完整的（但"被忽视"的图像仍然略微可见）、零碎的（两者的补丁同时出现并相互融合，就像一套有两种颜色的被子或两套不同的拼图，其碎片恰好吻合），或呈现出奇怪的对比（"被忽视"的图像没有消失，只是明暗对比度较低）。为什么这种竞争是这样解决的——有时是睿智的而有时不是？意识是否需要在两个图像之间前后跳转，就像在同时上演多个剧目的舞台上，被迅速拉开和合上的幕布？

想象一下，如果一次基因突变导致一个哺乳动物长出了8只而不是2只眼睛，这8只眼睛排成2列，每列4只，就像多米诺骨牌。同样的图像转换实验仍是可以进行的，给每只眼睛看不同的图像，此时，意识会在所有8只眼睛之间来回切换，还是只在选定的几只眼睛之间切换？切换会不会以某种节奏发生？这种节奏由大脑的生理学和统计学决定，还是纯凭偶然，或是由支撑着这一切的神经元的疲劳程度决定？为了论证，让我们假设这个人报告说，他有意识地"看到"每个图像按以下顺序转换，每个数字对应它看到图像的眼睛：1、4、4、2、4、5、8、7、6、1、7、1、2、3。

每一个成熟的意识理论都应该能够解释，为什么是4号眼睛——而不是其他任何一只眼睛——得以跟在1号眼睛之后。每只眼睛都在争取机会，使自己获取的图像能够被"看到"，在这过程中需要付出的努力，好似任何想要脱离地球表面的物体都必须获得离心力并克服重力。在从大脑前部到后部的回路中，获胜眼睛的视觉信号被提供给大脑的大片重要区域。无线电收发设备的天线，其广播范围是由它想要传递的信号种类及波长决定的，同样，意识获取的像素也是通过传播链路最长的那根"天线"来传递的。

　　20世纪90年代中期的一项研究展现出意识更让人困惑的一面。一位青少年病患在被电极刺激大脑时，对着一幅马的图片大笑。对此，她的回应是"马很有趣"。事实上，有趣的并不是马，或者说，马没有以任何诙谐的手法呈现。她的快乐和笑声只是一个巧合。然而，由于在任何时候我们的大脑都只能一次接收一种信息，所以她做出了上述回答。因为马的视觉图像和电极引发的笑声就像电视信号和无线电信号一样，几乎同时传到了她的意识中。

　　如果在给她展示马的图片的10微秒前，先给她看了小猫的图片，那么她的大脑中负责自述的那一部分，将不会报告"看到"过小猫的图片。这是因为信号的传播有其规则，就像美国联邦通信委员会制订规则控制美国范围内的空中电波一样。而且，与任何一个传播到空气中的电视和广播信号一样，有意识的印象必须既能发出也能被接收。这样的传播十分有效，因为它扮演着缓冲器的角色，允许运动被协调和计划，以便生物找到例如地平线以外和视线以外的水等事物。这里也是所有意识的想法产生的地方，允许对事物进行规划。随着信号像回声一样在大脑中反射，视界可能会像信号一样向内移动，但是传播技术还是维持原状。

意识的目的在于将信息广泛地提供给大脑中需要它的广大区域。投射行为不仅是舞台上的错觉，也是意识本身。

# 第十章　食物过剩的小镇

　　40亿年前，地球的热量来源是一团巨大的火球，若没有这个火球，地球上的一切将笼罩在寒冬中。离火球越近的地方就越暖和，反之就越寒冷。有趣的是，万物都依靠火球而生，没有生命体可以存活于火球的热量无法辐射到的地方。如果我们把火球热量与寒冬之间的分界线称为冷热边界，那么那些想要尽可能远离火球、远离聚落的人，就需要有能力随身携带冷热边界。

　　一些人建造了单层小屋，让小屋的墙体充当冷热边界。如果有人走进其中一间远离火球的小屋，会发现墙体是用砖块垒砌而成的，屋内基本上没有任何东西，屋子的唯一作用，就是把屋内外隔离成两个世界。小屋被动地接受快递来的包裹，收到的小的螺旋形雕像被它拆开塞进墙里，把它们的各部分组合起来，只是为了保持墙的直立。数以百计的小型螺旋雕像从小屋外经过，但大多数被忽略了。那些没有被忽视的，只是因为偶然地、被动地来到小屋门口。很快，小屋窗户外就有了用雕像碎片搭成的小网，其功能有点像蜘蛛网，可以抓住更多雕像，并把它们卷进小屋。

接着，附近一座小屋提出了一项交易。它厌倦了四处搬家，于是提议它可以留下来负责处理包裹的收发，修复雕像碎片的磨损，只要它能在你的小屋里安营扎寨。它承诺不会占用太多空间，而且说到做到，只占用了小屋的一角。现在，你的小屋再也不用被拆包裹所累，能够更专注于寻找更多的雕像碎片。

就这样过去了很长时间。你能回忆起曾经在靠近火球的聚落里生活很不错，但现在的独立也有其好处。很快地，又来了许多其他的小屋，它们聚在一起，数量越来越多。

有一天，你的小屋收到了一件奇怪的包裹。它是一件螺旋形雕像的一部分，看起来像没了头的马耳他猎鹰。你认为这件包裹是其他小屋故意送来的，恰好落在了你的门前。或许其他小屋想告诉你什么事情？你决定保留它。螺旋形雕像还是会偶然到来，它们都被塞进角落里，交由角落里的小屋处理。

你注意到窗外有一张像蜘蛛网一样的网，它比以前更有力地包裹着某样东西，而这件东西如今开始像船桨一样插入地面。小屋在移动，你也在移动。你的小屋向其他小屋移动，这些小屋不断给你送来缺了头的螺旋形雕像，它们要表达什么呢？是想说附近有很多雕像，数量多到可以浪费吗？也许事实果真如此。那么反过来，它们想要得到什么呢？有些小屋发现了数量众多的雕像，于是它们把其中一部分切为两半，把它们像漂流瓶一样寄出以传递信息，它们把这些雕像视为慷慨的赠予：这是送给你的雕像。其他那些和你的小屋一样有了网和桨的小屋，在收到同样的信息后蹒跚而来。

你的小屋把自己移到了一个奇怪但合理的位置：它的门正对着雕像，而另一侧的墙上则装有一个小小的开放式信箱狭槽。每当小屋利用收集来的雕像碎片制成一件新的合成雕像，它就会通过狭槽把雕像送出去。每当你的小屋看到一款合成雕像，它就能送出几十款类似的雕像。你希望其他小屋也能得到正确的信息：这里有被赠予的雕像。

但是，啊，出现了掠夺者！有些小屋被其他小屋撕碎了。四下满目疮痍，碎片中混杂着你从未见过的更大的、扭曲的合成雕像。为了躲避掠夺者，小屋们开始蜷缩得更小，听天由命。但有些小屋决定不能坐以待毙，它们决定连接起来，抓住彼此的网，像一支队伍一样，看起来像一个小镇。

对光敏感的小屋聚集在小镇的一侧，用一张全新的、超长的网连接着小镇另一侧的小屋。如果光感小屋看见了什么，它就会马上启动它的桨，整座小镇就会转向。你能注意到这些重新包裹的小屋确实能够延伸得更远，贯穿城镇的大街小巷。这一切只是想要确保从光感小屋中传递的正确信息成功发出，以警告其他小屋。整个小镇可以移动了！小镇获救了！现在安全了。

　　现在有了几种不同类型的合成雕像，每一种都是由不同的小屋制作的。它们有不同的三维形状，暗示不同的信息：这是雕像，这是阴影。这些信息让人费解，所以有的小屋把收信的狭槽做成了合成雕塑的形状，只允许正确的包裹从中通过。有的小屋甚至还在外墙装置了带有弹簧的风铃陷阱，只要合成雕塑轻轻碰到陷阱，触碰弹簧，风铃作响，小屋里的每个人就能第一时间知道寄来的是哪类合成雕塑。这非常有用，雕塑不用进屋，消息也同样能传递进来。

　　现在，小屋随处可见，数量可观，小镇的两侧都有光感小屋，电信号可以在其间来回穿梭。这意味着镇子可以朝着任何目标集体移动——既可以靠近食物，也可以远离光线。如果俯瞰小镇，小镇是对称的。有的小屋已然成为一站式商店；有的只是变得感光了；有的只在意用自己的网捕获雕像；有的只有桨，能挖向地面来移动；有的只有用来向全镇散发信息的重新包裹的网和桨。

现在，许多小屋安装了各式各样的风铃陷阱，看来消息能传得很快。当然，每个小屋仍需要许多许多原始的雕塑碎片，否则小屋的墙就会倒塌。问题是，不是每个小屋都靠近雕像的源头，特别是堆在一起的几个小屋；也不是每个小屋的窗子都有可以抓住雕塑的网。因此，一些有网的小屋将合成后的雕像送给能力较弱的小屋，而这些小屋则为城镇做其他事情。

你注意到，最近确实有件好事发生了：每个小屋都采用了你的小屋最初想到的聪明办法，邀请另一间小屋入驻，让它处理跟雕塑有关的事务。这非常和平的方式看起来适用于每个小屋。现在呢？能停下来吗？不，当然不能。因为有掠夺者，有竞争，有些小屋疲于处理这些压力，聚集在一起形成穹顶，枝节缠绕，铺天盖地，遮天蔽日。靠近外部穹顶的小屋（大部分是带网和桨的小屋）不知道要再做些什么，开始变得松垮。它们中的一些留在了原地，另一些则开始在镇上游荡，欺负那些不相熟的小屋。

小镇的中央空调很好，温度得以控制。你注意到，小镇出现了几座比任何小屋都要高得多的大型建筑，每座大楼只有一个入口。你走进其中一座大楼，注意到大堂中有一个手写标语：视觉。你走到2楼，发现光感小屋随处可见。所以，这里就是它们的藏身之处。你走出大楼，四处转悠。镇上的穹顶比刚才黑得多。事实上，穹顶小屋几乎将小镇封锁了起来。光感小屋铤而走险，朝着光向大楼楼顶移去，试着穿过楼顶。

你转身往回走，那些分散的大楼已经不见了。然而，你在城中心看到了一个6层高的巨大建筑，走进去发现大堂里有5部电梯。整个建筑由上百万个超长小屋组成。每一部电梯对应一个按钮：视觉、听觉、嗅觉、味觉和触觉。和以前一样，你走到视觉层，发现一些小屋带有弹簧风铃陷阱，声音震耳欲聋。合成雕像被快速地来回传递，你几乎无法不被绊倒。许多小屋只是在彼此之间来回传递雕像，一遍又一遍，每秒重复几百次。这些小屋与重新包裹的小屋在穹顶顶部连接，与靠近镇子、擅长移动的小屋相连。这个巨大建筑里的楼层并不互相连接，所以你很快就感到无聊了。

还是同一座6层大楼，现在又不一样了。大堂里仍然有5部电梯，每部电梯有自己的按钮对应相应的楼层：视觉、听觉、嗅觉、味觉和触觉。不过在这次探索中，你发现有几层楼通过后面的楼梯井相连。例如，视觉层与听觉层相连，嗅觉层与味觉层相连。所有楼梯似乎都致力于确保超长的、重新编织的网，能够完美交叉，如此，信息得以传递。

镇中心的建筑物现在有1000层高，小屋变成了独立的房间，墙壁依旧用砖砌成，和几十亿年前用的砖一样。大堂的每一部电梯都有熟悉的按钮：视觉、听觉、嗅觉、味觉和触觉。令你高兴的是，你发现现在每部电梯都可以去其他楼层了，它们看起来以一种有趣的方式相互连接。其他994层也以奇怪而复杂的方式交错相连。这些连接同样还是通过网来实现的，只不过现在每座小屋都有数百张网，有时甚至是上千张网。

你迷路了，试着跟随一张超长的、重新编织的网穿过大楼，因为看起来它经过了许多层楼和小屋。你注意到沿路有几层特殊的楼层，未与电梯相连，但电梯看起来至少连接了80%的楼层。许多楼层之间互相传递各种雕像，每秒重复几百次。那些房间之间也有许多关联。事实上，大部分楼层甚至不与你坐电梯去的5楼相连，而是与其他楼层相连，而那些楼层又单独与那5部电梯相连。

你走到外面，注意到主楼增加了数百万层。现在，传递信息变得更顺畅了，也有了更多的房间、更多的墙壁。它还是原来的建筑，但有了更多的楼层，更多的连接方式，所有一切都错综复杂地联系在一起，尽管雕像的碎片还在，循环往复地回到最初始的地方：冷热边界（质子梯度）、小型螺旋状雕像（氨基酸）、砖块（磷脂）、角落里的小屋（线粒体）、桨（鞭毛）、合成雕像（腺苷三磷酸/分子/神经递质）、弹簧式风铃陷阱（代谢受体）、收件邮箱（离子带受体）、带有网和桨的小屋（肌肉细胞）、重新包裹的带有网和桨的小屋（神经元）、超长型重新包裹的带有网和桨的小屋（有髓神经元）、盛气凌人的小屋（免疫细胞）、穿顶小屋（皮肤细胞）、对光线敏感的小屋（光受体），以及对拉伸敏感的小屋（机械受体）。

你再次发现自己还是在同一座大楼中，但情况又不同了。突然间，有更多楼层和墙壁了，大堂金碧辉煌。几千层楼中，数以万亿的小路在房间之间交互串联，仍与同样的5部电梯相连，电梯仍有那5个按钮：视觉、听觉、嗅觉、味觉和触觉。小镇中某个地方有人在思考——是别人，而不是你，正在思考。

你回到主楼的视觉层，左顾右盼。你去了能够前往大堂的其他4个楼层，意识到这里接收的信息是极其复杂的，怎么可能把一切都弄明白呢？你注意到建筑的穿顶上有个球形缺口，这缺口现在布满了光感小屋，它们与带有网和桨的小屋相连。你一路爬上去，就能到达穹顶的缺口处。球形缺口处的光感小屋1秒钟内至少移动3次，每当它们停止移动时，你就能获得视觉景象。

这一切都是由大楼的某一部分事先计划好的，这部分大楼区域还会将雕像精确地组合在一起，借此发出信息（"带网和桨的小屋，现在一起努力，让球形缺口向左移动"），与此同时，它还向其他楼层发出信息副本（"视觉层请注意，我刚刚发送了一个指令，让两个球形缺口都向左移动了一点"），以便其他楼层可以为感知到的变化做好准备。因此，我们通过球形缺口得知外部世界的面貌，但这一切都建立在整个小镇以非常快速、同时幅度又小到几乎恒定的状态在移动。这样，构成世界的物体才显得稳定，而内部的小屋，也就是你——安娜，是这一切流体运动的代理人。

直到有一天，镇上的一些地方突然停电了。几年后，覆盖小镇的整个穹顶被掀开，一个巨大的新穹顶在上方盘旋。在这个新穹顶的后面，有另一个食物过剩的小镇，它将一个铂金杆插在你的小镇中心的大楼中，精确无误地插在其中一层楼的窗户里，好像闪电击中了物体，引起所有螺旋雕塑向四面八方飞落。但是最终，由于这个铂金杆插在了特定的房间和楼层，小屋剧烈变小，向天空传送震波。同时，大楼的其他房间也有所改变，愉快和欢乐填满了其中一间屋子，那是一间秘密小屋，还没有人找到它的钥匙。

# 第十一章　优雅的仲裁者

优雅是懂得拒绝。

——可可·香奈儿（Coco Chanel）

在任何时候，大脑接收的信息数量都要多于它能处理的上限，对这些信息进行组合的方式可能比宇宙中的原子还要多。这意味着，为了保持一切整洁高效，大脑需要有记录自我的方法。

佩特罗尼乌斯（Petronius）是古罗马暴君尼禄（Nero）官方任命的雅典美鉴赏权威，又称"风雅裁判官"。他在《萨蒂利孔》（*The Satyricon*）①中强烈反对当时影响罗马年轻人的过度修辞：

> 人们的行动和语言都是相同的：句子就像是由短语串起来的巨大、黏稠的蜜球，每一句话听起来都像是在芝麻中扑腾和滚动过。

佩特罗尼乌斯的哀叹针对的是过度的行动和语言。至少在一件事上他是对的：就大脑的许多部分而言，语言和行动是一样的。两者都是大脑与外界互动的唯一机制——肌肉——做出的动作，而其中任何一个动作的过度，都是审美和代谢的浪费。

但是，地球上的生物如何权衡什么是适量的移动呢？有一个概念叫作"自由度"，指的是在特定时间内

---

① 长篇讽刺小说，一般认为是佩特罗尼乌斯的作品。小说原书约有20章，现仅存第15、16章，中间仍有残缺。可能还有第14卷的部分内容。——译者注

移动方式的总体规模。灵长类动物是精致的移动者，在"自由度"上，它们要高于植物（绝对静止）和海鞘（先移动，后不移动），低于蝙蝠（极高的移动频率）。由于植物的自由度是如此之小，且植物不具备神经系统，它们往往需要大量的基因组来补偿这种劣势。

在某种程度上，这种补偿是因为植物无法在危险处境中移动。动物具备复杂、昂贵的行为选项，这让它们可以成为捕猎者，而非坐以待毙。相较之下，植物的权宜之计是拥有一串复杂、昂贵的基因选项。尽管扎根于土地，植物们仍尽己所能对抗捕食者或随机伤害。所以在面对新的危险时，许多植物能篡改它们的基因构成，以便迅速抵御捕食者。

但不是每种生物都满足于站在原地，要么成为食物，要么在成为食物之前逃离。有些生物通过调整神经元来改变游戏规则。海洋生物海鞘的体积和刚学步的小孩的鞋子差不多大，却有几千个神经元。它只落地一次，并在余下的日子里坚持待在那个地方。随后，它溶解自己的神经系统，以便能够为新的静止生活长出一个不同于以往的、更加有用的、全新的神经系统。

自由度阈值最高的生物是蝙蝠。它们是唯一会飞行和回声定位的哺乳动物，这两种能力结合在一起，形成了一种异常复杂的活动。蝙蝠在结束一天的工作时已经非常劳累了——光是飞行就能使它们的体温上升至40.6℃——以至于它们休息时，体内的细胞实际上已经在分解，喷射出免疫系统必须清理的DNA。

上述生物（植物、海鞘、灵长类动物和蝙蝠）中，每一种都有许多不同的移动需要协调。多种可能的移动计划并不会被视为新陈代谢的浪费，毕竟，就生命而言，没有什么是确定的。如果外部世界的一切都是被安排好的、确定的，那么这些计划就会是一种浪费。但是在一个充满不确定的环境中，准备一套行动计划总比遇到危险时从零开始要强。

因此，我们生活在一个虚构级别非常高的世界里，在假设的运动、奖励和行动的场景中不断地规划和玩要。大脑的某些部分不断地计划着几十到几百个动作，以备紧急情况下任何一个动作可以被用上。最终，只有一些计划能够被选中，其他不必要的就被舍弃了。控制这些肌肉运动的神经元或神经元组就像一个预热的烤箱，这些都是为了让那些特定动作的神经元能够变得活跃，更快地整合传入的信息。

我们对于做怎样的计划、何时计划、为什么要计划的评估工作是会减少的，因为这些评估与外部世界相关，而外部世界实际上有规律可循——物体总是倾向静止不动，天空总是在我们的头顶，远处的物体往往看起来更蓝，没有哪种动物的移动速度能够超过光速。因此，我们基于自出生以来对类似的景象、声音和地点的经验，结合我们身体的物理极限，运用不断进化的感应能力，对将要执行的动作进行有力的计划。

面对近乎无穷的移动选择，大多数哺乳动物都需要一个优雅的、降低难度的决策方案。于是为了减少消耗，大脑只关注它在意的变量；在这样做的同时，它简

化了自身及其对外部世界的看法。例如，尽管有近乎无
穷的颜色可能存在，但基于眼球细胞的回应，人眼只接
收光的三原色——短波段的蓝色、中等波段的绿色和长
波段的红色。

　　也有许多其他聪明的解决方案。如果我们把通往肌
肉的每个神经元看作一根木偶线，那么每根线最多只
能在几毫秒内扯动一次，这就大大减少了协调问题。同
样，肌肉经常以协调模式行动，这进一步减少了可能的
行动路径。

　　让我们再回到安娜的笑声和她陈述的原因，在被问
到大笑的原因时，她说自己经历了内心的快乐和行为上
的发笑。尽管脑部只有很小一部分受到了刺激，这一刺
激却引起了安娜一系列协调的下游活动。在手术中被问
及发笑的原因时，安娜没有这样说："好吧，我笑是因
为神经外科医生用电极刺激了我的大脑，引发了一组神
经元对信息进行了输入和输出，从而使我喉咙里的空气
以固定重复的方式震动。"相反，她说："只是你们这

帮人很好笑……站在我周围。"在看到马的图片后,她觉得是因为"这匹马很有趣"。

我们知道安娜说的这些并不是正确答案,然而,它们是有效答案。

安娜的大脑选择的故事是在事后添加的,并没有考虑到其他潜在的可能性,因为在大多数进化过程或生活场景中,并不会有外科医生牵着控制笑声的"木偶线"。那么,她为什么选择这些答案呢?请注意,这些答案不是随机的,而是存在一种逻辑。它们包括世界上那些曾经的,或者可能的有趣特征。马可以是有趣的。站着的人也可以是有趣的。安娜没有说挂在墙上的结肠镜摄像机很有趣,也没有说她笑是因为想起了一个笑话。很可能,安娜的大脑在面对无穷的原因时,只挑选了其中合情理的原因。我们的推理总是基于经验。如果你让一个人想象森林中的一块空地,并在他们脑海中的空地上放置一根木头、一把钥匙和一头熊,那么熊很可能是移动的,而钥匙和木头很可能是静止的。换句话说，根据现实世界提供的经验或参考，一些事物（熊）更经常被假定为会移动，而另一些事物（马、人）更经常被假定为比其他事物更有趣。

同样，在安娜周围的所有事物都有极大的重要性，因为大脑的某些部分正在计算捕食者的视觉或听觉机会，而这些部分正在接收其他部分提供的关于墙壁和物体的可能深度、质地以及它们的运动概率的信息。在所有动作选项中挑选出势必会执行的动作，这一过程并不基于安娜过往的动作做出决定，而是通过一套机制筛选出来的，这种机制是预先计划和外部世界的局部选择之间相互作用的总和。这些相互作用的次数在某一点上跨越了一个阈值，这个过程的结果就是感觉上的自由意志，但行为的路径就像佩特罗尼乌斯的名言一样是优雅的——每一个行动都不是凭空而来的，而是除去所有其他行动选项后的剩余可能。

神经元也是细胞，和其他细胞一样，除非受损，否则总是处于“在线状态”。安娜总是100%地在使用她的大脑，即使在手术中也是如此。尽管大多数神经元并不知道，它们的存在只是为了产生或模拟行动。随着安娜不断学习，动作日渐熟练，在某种程度上，她的大脑必须穿过所有的感官流，结合600多个维度的肌肉协调系统，弄清楚下次如何更高效地做同一件事。

对于地球上的所有生物而言，运动和思想是交织在一起的。当大脑思考时，它也在对自身采取行动。一个神经元不知道也不关心在它的突触两侧是否有肌肉或另一个神经元。有或没有，它释放的神经递质或动作电位都是一样的。

就在安娜笑之前，插在她大脑中的电极使原本正常的从计划到行动的路径短路了。她的大脑不习惯没有计划的行动，所以在她思考发笑的原因时，大脑不得不在找到正确答案之前先预估可能的答案。当安娜大声说出这个被选择的答案时，她的大脑便开始运作了，大脑从控制语言的行动计划中选择了一个执行。她想象中的言语——或者可称其为她"内心"的言语、她头脑中的声音——不过是一种没有肌肉运动输出的、计划好的动作。因此，想象中的语言，无论是我们输出的还是接收的，或是谈话涉及的，都是模拟的运动行为。这些思想活动的一般路径——采取行动，但在动作执行之前静默——适用于所有我们称为思考的活动。

安娜的大脑每秒钟多次、甚至可能几千次对比脑海中的期待和现实情况。在缺乏确定性的情况下，大脑就根据以往经验进行猜想。她的大脑需要不断删减才能得出这个错误答案，这是一个优雅的故事——删掉任何不必要的事物，将分离的信息整合到一起。

如果大脑得出结论——特定的行动背后没有理由，这样的结论是没有用的，因为这种经验在以后的使用或比较中无法被分类。当大脑不断地根据不完整的数据给自己讲故事时，它就成了试探的专家；当这种行为成为习惯时，实现它们所需的脑内比较就会越来越多地被加载到大脑的无意识部分，例如位于后下方的小脑。这些比较越是被塞进快速无意识中，就越快、越优雅地隐藏进直觉中。大脑中记录行动的部分通过计划好的行动，映射出高效的线路，整个过程就像娴熟的水手穿过风暴。也正是大脑的这部分，被用来储存我们的想法、概念和记忆。从想法A过渡到想法B所需的努力和能量，若从大脑的视角来看，无异于从地点X移动到地点Y所需付出的努力和能量。

就像意识一样，优雅没有一个真正的定义。相反，它是所有其他东西被排除后剩下的东西。

# 第十二章　在古树间摆荡

即使一头狮子会说我们的语言，我们也无法理解狮子。

——路德维希·维特根斯坦（Ludwig Wittgenstein）[1]

在没有火车之前，世界上不存在"火车司机"这一职业。同样，人类在大脑中自言自语之前，也不存在语言，因此也就没有说话者。一定程度的练习，加上灵长类动物自身的发展，使得原先大脑中用于控制手语的指

---

[1]　路德维希·维特根斯坦（1889—1951），犹太人，20世纪最有影响力的哲学家之一，研究领域主要在数学哲学、精神哲学和语言哲学等方面，曾师从英国著名作家、哲学家罗素。——译者注

令渐渐地变成了控制我们说话的指令。

灵长类动物发展出的这几根新的"木偶线"，通过树状神经分叉连接着控制喉部肌肉的细胞。喉部肌肉控制空气，使之在喉咙间来回震荡，最终再被压缩成各种形态从口腔离开，这一切并不是通过笨拙的本能来协调的，而是能够通过学习，使得开口说话像使用手势一样纯熟。因此，大脑唯一的办法就是好好练习，毕竟，荡过一棵真实的树和荡过一棵语言树并没有什么差异，只是后者与前者不同，有着无限的分支。

只有少数哺乳动物和鸟类，如人类、海豚、蝙蝠、大象、海豹、鹦鹉、蜂鸟和鸣禽，显示出学习发声的能力。这种能力似乎需要生物同时具备复杂的语言能力，以及根据声音协调全身运动的能力，就好像我们在跳舞时做的那样。可能在智人身上，负责训练手势的学习回路重复了太多次，以至于这一回路延伸出一条小小的岔道——就好像汽车从高速公路上下来，再在下一个入口折回到高速公路上。这样一来，大脑内部的声音和大脑外部的声音，在产生回声时，比正常情况下要多反弹几秒钟。这不是巧合，因为所有能够发声的物种大脑中的发声学习区域都在运动学习区域内或邻近区域。我们可以推断出这一点，是因为像安娜这样在脑部手术期间保持清醒的病人，只要某些语言区域被刺激，任何语言和手部运动就会瞬间停止。我们尚不清楚但可以猜测的是，在这段时间里，病人的思维本身也变慢了。

大脑的尺寸对语言能力没有影响。蜂鸟可以模仿复杂的声音，但黑猩猩就做不到。黄莺可以梦见自己在唱歌，而黑猩猩只能梦见自己听到黄莺在唱歌。很有可能，大脑中连接眼睛和耳朵的神经，决定了生物怎样解读和传输信号。我们的双耳在接收听觉信号的时候不存在互相竞争，我们的双眼接收视觉信号的时候也是如此。对我们的耳朵来说，说话的声音每秒钟变化四五次是很重要的，同样，我们的眼睛以每秒移动3次的速度去观看这个世界。一秒多次，这是大脑偏爱的接收和学习信息的节奏。

例如，此刻你可能听见了许多声音。在你阅读本书时，你几乎肯定会听到这一页上的内容通过文字在跟你说话。如果你尝试默念，跟着这个声音一起说话，你也会听到自己的声音。这声音听起来不像来自外部，更像来自大脑内部。你可以听到这些词对你而言的意义，它们与你过去的经历产生联结。现在我停止讲话，你可以按照你的意愿，在脑海中回放刚才的这几句话，让它持续几秒钟。

由此可见，声音可以回放。它们在我们的大脑中像被录制在录音机磁带上一样，可以被记录、被收听。与此同时，磁带上还包含着接下来我们可能会说的、可以说的和将要说的话，以及我们期待听到的别人接下来将要说的话。这是一个大型的疯狂的填词游戏。当大脑这个"磁带机"可以基于声音进行学习，当手势进化成思想，这样的进化时刻无异于给人类思想带来了寒武纪大爆发式的改变。从此，思想占据了哺乳动物大脑中大部分新的可用空间。

　　我们的脑海中充斥着声音，但很少被它们折磨，因为它们像是来自脑内的安全区域。这些声音可以呼应思想，成为思想，发出命令，提供积极或消极的评论。我们都体验过这些脑海中的声音，我们可以倾听它们，以便更好地利用它们。我们的耳朵接收声音，我们的大脑从中提取电信号，把它们转化成对旧想法的追忆，甚至储存成对新想法的记忆。

　　但是，当我们的大脑听不到任何声音，当耳鼓膜保持静止时，我们也能以某种方式想象自己听到了过路人叫我们的名字，或在独自驾车时想象自己听到后排有人在谈话；早上洗澡或喝咖啡时，我们想象自己听到了幻想的人物的声音，有些是已逝的故人，有些是虚拟人物。我们想象自己听到批评的声音，比如脑海中父母要求我们使用杯垫，或是洗衣服时将白色衣服与彩色衣服分开。我们可以想象自己听到父母的命令，听到他们在思索，在左右权衡，区分对错，甚至可以听到推理过程中的正反方观点。

在一项针对300位近期丧偶的人的研究中，13%的人声称经常能听到已故配偶的声音。这一现象以及其他类似情况，都是我们在前文中提到的进化时刻的结果：灵长类动物大脑中对他人和自己的手势产生反应的区域开始学习和进化，在此过程中，大脑的这部分区域开始能够对声音进行回应，并开始能够发出声音。

但新的问题也随着进化出现了。突然间，智人的大脑以之前不可能实现的方式崩溃了。以前，当我们在树上荡来荡去的时候，错过一根树枝意味着受伤、行动不便或死亡，这取决于我们从多高的树上掉下来。但是一个不合时宜的想法呢？正如在没有火车司机之前不存在火车事故一样，在大脑的声学回路脱离正轨之前，也没有精神分裂症的发作。

即使是今天，与幻听相关的精神错乱也难以确证，在历史上做出这类诊断就更困难了。但是通过对一些精神分裂症患者的观察，我们可以得到潜在线索：有些精神分裂症患者会出现幻听，这声音往往来自一个身居高位的人，比如魔鬼，或者在一个案例中，是美国前总统理查德·尼克松（Richard Nixon）。他们能逗笑自己；当被要求解释隐喻、短语或"唇亡齿寒"这样的成语时，他们往往只能根据字面意思解读；在听到警示信号时，他们更容易被后续更响的警告声吓到。精神分裂症的头号非遗传风险因素是移民，其他的风险因素还有出生或生活在城市环境中，对此有一种说法是根据"托尔斯泰效应"（Tolstoy effect），搬到农村地区可以降低患病的风险。①目前还没有一个记录在案的先天性失明者患精神分裂症的案例，而爱因斯坦、詹姆斯·乔伊斯和伯特兰·罗素（Bertrand Russell）的孩子都被诊断出患有精神分裂症。

研究想法和行动之间的联系，并不是一种新的创举。19世纪中期，瑞士洛桑市塞里医院的医生曾在一段

---

① 托尔斯泰效应指的是通过自我反思，关注自己的内在感受，从而达到改善情绪、减轻压力的效果。相比城市，农村地区的环境更为安静，更适合专注自我感受，寻找内心的满足感，从而降低患病风险。——译者注

时期内，试图通过病人的绘画作品诊断病人的精神状态。这种诊断只有在思想障碍造成运动障碍的情况下，才有其意义。也许这种诊断的逻辑是，病人书写、绘画时的模式，跟他们的语言模式一样是错乱的。例如，那些在诗歌中使用第一人称"我"的诗人，日后更容易自杀，而精神分裂症患者使用的短语，或许能证明他们掌握语言分支的时机不对，比如："矩形地来讲""实质的矿物""原点的$X$轴""正面的发音""地图的外形""非语言的错误表述导致了不正规的思想"。

这些凌乱的短语有共同点吗？也许在精神病患者的视觉艺术中有呢。几百年来，人们钻研电学并最终明白了其原理。研究早期，有人认为电是一种液体，试着把它装进瓶子里。由于缺乏合理解释，显示电与磁场有关的证据被人们忽视了。后来，成熟的理论准备就绪，人们便追溯以往，研究了几十个与电有关的现象，对这些现象，以前人们并不明白或是没有产生关联想法。未来的某一天，或许我们也会这样弄明白，人为什么会精神分裂。

在所有具备学习发声能力的物种中，只有鹦鹉和人类是最特别的，两者有更加复杂的、额外的运动学习回路，既能发生于鸟儿鸣叫和人类说话之前，也能发生在此过程之中。但是这些交互作用附加的复杂性，意味着大脑在保持准确时要变得更加小心，而精神疾病的暴发，或许并不是个人体质或自我意识存在弱点，而可能是在产生思维的电流轨道上，出现了一个小小的时间错误。水星的运行轨道在靠近太阳的地方每隔1个世纪就会出现42角秒的偏差，人们对其原因有过很多解释，直到爱因斯坦提出时空被太阳弯曲了一点点的想法。他认为，这可能是太阳周围的时空发生扭曲。所以，水星从来没有"偏离"，它的轨道就是这样的，只是在当时我们没有足够的认识，无法解释我们看到的现象。

很可能，任何"错误"都存在物理原因。大脑会"坏掉"是一个假定事实。而当大脑"坏掉"时，它们并不总是以相似的方式受损。乐高玩具套装中的头盔每次都在同一个地方发生断裂，大约就在头盔前部的衔接处，几乎每一种破裂的头盔都是在那个点坏了。数据表明，头盔制作过程中存在瑕疵，更重要的是，同样的头盔可能会再次破裂。那么大脑呢？它们是否也跟物理实体一样，总是在其构造最脆弱的地方破裂？一种常见的中风——大脑中动脉破裂——会在人脑中同一个位置反复发生，这个位置通常在主动脉的分叉处，那里的血流强劲有力并被分流。就像海浪对海岸线的影响一样，血流让血管壁变得薄弱。有些人的基因决定了他们的血管在这片区域有不同的出口，这使他们免于中风。而其他人的基因则决定了他们的血管不具备这种特殊性，这使他们具有更高的血管破裂的风险。在物理特性这一点上，大脑与机械化生产的玩具并无不同，问题都出自本身的构造：头痛并不是因为没有吃布洛芬，就像头盔破裂并不是因为缺少胶水。

有破损是头盔的错误吗？是乐高公司没有进行压力测试的错吗？是孩子太粗暴地对待玩具的错吗？是社会

允许孩子玩耍的错吗？当然不是。所以，2009年，当我抵达瑞士的洛桑市，当我穿过田间漫游的牛群，朝着日内瓦湖边山坡上的塞里医院走去时，我知道我需要对大脑许多令人惊叹的、重复的崩溃方式持保留意见。我此行的调研计划在某种程度上非常简单，我被允许浏览病人的艺术作品，并可以向医生提问：鉴于语言和思考都属于大脑运动的一种，病人的艺术产出是否与某种语言或思想上的障碍有关？某些类型的精神疾病是否导致了某些类型的画法或画面？

我到达医院的那天，是艺术展的最后一天。该展由病人在医院地下室举办，泥土、砖块、霉菌、烟灰随处可见，室内看起来乱得像维多利亚时期的烟囱。我记得其中一件艺术作品的名字是法语的，翻译过来类似"这就是患有精神分裂症的感觉"。这件作品占据了一整间房间，作品的外部由泥土和砖头组成，内部放置着一张桌子、一列玩具火车和一面镜子。在桌子上，火车在椭圆形的轨道上缓缓绕行。

　　我往前走到了作品的入口处，却无法在镜子里看见自己的镜像。奇怪的是，只有玩具火车和整个房间是有镜像的。那面镜子俨然是德国黑暗童话情节中的样式，它似乎准确地反映了房间里的每一件物品，除了我——好像我掉进了时空的狭小裂隙中。几秒钟后，我突然出现在镜子中了，那是几秒钟前我走向桌子时的画面。我上下动了动胳膊，但是镜子里的我，直到几秒钟后才开始动胳膊，那时我的身体却已经在做其他事情了。这让我感受到一种深深的不和谐，就像我的生活是由幻觉碎片组成的。这面"镜子"实际上是一个投影屏幕，"镜子"的画面是从一个摄像机投射出来的，从摄像机的角度记录，一切都延迟了几秒钟。

　　无论是火车在轨道上运行，还是灵长类动物伸手抓住树枝，或是大脑将想法进行分类，保持时间上的同频都至关重要。

# 第十三章　努力长出翅膀

也许人类正努力长出翅膀。

——弗里吉耶斯·卡林西（Frigyes Karinthy），

《环绕我头骨的旅行》（*A Journey Round My Skull*）[①]

　　2019年，神经系统科学家、哈佛大学放射学住院医师乔纳森·梁（Jonathan Leong，他还拥有斯坦福大学医学博士学位）因脑部肿瘤并发症逝世，年仅37岁。几年前，乔纳森在读研期间从自行车上跌落，随后进行了脑部扫描，结果显示小脑有一个小肿瘤。几年过去，肿

--------

　　[①]　弗里吉耶斯·卡林西（1887—1938），匈牙利作家、诗人。《环绕我头骨的旅行》首次出版于1939年。——译者注

瘤变大了。

在进行如下对话的前几个月，乔纳森通过手术从小脑中切除了近190亿个神经元。这是一个十分惊人的数字，相当于大脑神经元总数的1/4。术后，乔纳森看起来状态不错，能言善辩、精力充沛。根据他自己的报告，一切都好。针对肿瘤或难治性癫痫，相似的脑组织切除或移除手术非常普遍。术后康复中，意识、自由意志和身份认同往往是核心问题。

移除大脑1/4的神经元，乔纳森这样的神经科学家对此会有何想法呢？他会注意到自己的变化吗？移除这些神经元改变了他的意识吗？或者说，如果没有改变他的意识，原因又是什么呢？我们作为外人，怎样才能察觉到乔纳森的变化？乔纳森自己又如何感知到这些变化？

如下对话在乔纳森、克里斯托夫·科赫（Christof

Koch）①和我之间展开。我第一次与克里斯托夫见面是在印度，他在一场会议中与人展开了针对意识理论的辩论。几十年前，科赫在与诺贝尔奖得主弗朗西斯·克里克共同撰写的一篇论文中，将"意识的神经相关集合"（NCC）一词引入意识研究。NCC指的是足以产生某个特定知觉或体验所需的神经机制或事件的最小集合。

关于NCC，还有很多未解之谜。为什么人们会有NCC？它们在哪儿？每一种可能的经历都有与之对应的NCC吗？

在开始对话之前，我们3人都阅读了匈牙利作家弗里吉耶斯·卡林西的《环绕我头骨的旅行》。卡林西的小脑中有一个石榴大小的肿瘤，和乔纳森一样，在最终被并发症压垮之前，他也做了移除手术。在回忆录中，卡林西思考了切除脑部组织是否会让大脑变化出更多的

---

功能。这个想法很具有文学性，甚至几乎是诗意的，而且在生物学中并非闻所未闻。哺乳动物有许多残留的基因和特征，在现代人身上可以被掩盖，而切除组织可能会去除一种抑制因素，就像打开枪的保险。

科赫：感觉怎么样，乔纳森？

乔纳森：我感觉良好，现在情况很稳定。12月末，我刚刚做了最后一次大脑扫描，看起来只在增强模式方面有一点非常微妙的变化，所以我们目前还在观察。我完成了化疗，现在我在等待。

科赫：你的肿瘤在哪？在小脑较低的那边吗？挨着第四脑室？

乔纳森：对。主要在第四脑室和脑干中，剩下的小部分在小脑半球，以前都在小脑半球。

科赫：医生取出了36立方厘米的肿瘤？

那确实是一大块脑组织呀。

乔纳森：对，相当于一大块大脑都被取出了。

科赫：那其中有多少神经元？

乔纳森：很多很多。

科赫：手术是什么时候？

乔纳森：2017年3月。

科赫：手术后你对世界的感受是否发生了变化？

乔纳森：手术带来了一些继发性的变化。比如，我的左眼一直存在复视的困扰，眼球有奇怪的震颤。但是除了这些在机械上可以解释的事情，我觉得我就是我自己，实际上，我不认为意识真的受到了肿瘤的影响。

科赫：除了眼球震颤和复视，世界有没有变得不一样，比如气味？你的内在感受有没有发生一定变化?

　　乔纳森:那倒没有,只有我说的那些。我的性格没变,没有什么大的、颠覆性的改变。

　　我:从某种程度来说,这是因为认知测试不够深入吗?神经学家并没有询问你内在的、主观的、个人的特征,对吗?他们并没有就你的身份问题向你发问。

　　乔纳森:有这个可能。我们还没有非常仔细地或非常批判性地探究我在手术前后有什么不同。我只是汇报了我的主观感受。

　　科赫:可这恰恰是最重要的。毕竟,意识对于一个人而言是一种内在的觉知。比外部观察者更重要的是第一人称视角。从无知觉症的历史来看,众所周知,人们可以完全不知道自己是盲人,他们相信自己能看见,但实际上他们看不见。对于意识的某些细节，你是否也有某种无知觉症？

乔纳森：对我来说，这个问题难以回答。

科赫：确实，那需要有第三人称视角的验证。

我：没有人能回答那个问题。这属于无法回答的问题类型，诸如"告诉我你不知道的事情"。

科赫：确实不能，我们无法通过直接经验得到问题的答案。就像我，我注意不到我的血压的存在，但是我可以通过第三方视角知晓，因为人们对血压做了研究，我可以通过测量知道自己的血压是多少。我认为这同样适用于无知觉症。你可以通过间接的方式得知有某些东西缺失了。但是你自己——乔纳森，你认为自己完全不存在无知觉症。

乔纳森：对，我不这么认为。我感到非

常幸运，我觉得"自我"部分还是完整的。

我：那么，你认为你的那些被摘除的神经元有什么作用呢？

乔纳森：这真是一个好问题。

我：你知道柏拉图的思想实验"忒修斯之船"吗？在博物馆里存放着一艘著名木船，船上所有的零件被逐一替换。最后，这还是同一艘船吗？这和乔纳森的处境看起来是相似的。此处的暗喻是，也许我们已经拆除了船帆上的一小块补丁，此时，船还在航行，看起来还像艘船，还是像船一样在运作。但是，它的推动效率可能变低了。所有神经元必须做点事，对吧？

科赫：嗯，乔纳森，自从3月以来，你有没有试着学习一项新的运动，或尝试掌握新的运动技能？

乔纳森：现在这件事对我来说很难。即

使是以前我擅长的运动，现在对我来说也比以前困难得多。我很难辨别其中的原因是我缺失了部分小脑，还是我的小脑功能障碍。学习新技能对我来说更难了，可能是因为我有辨距不良的问题，也可能是因为我失去了小脑本来的功能。

科赫：所以是什么技能呢，能给我们讲讲吗？现在什么技能对你来说更困难了呢？

乔纳森：弹钢琴、打字。这种我最在意的事情。

科赫：所以，你现在弹钢琴不如以前了？或者说，不如以前流畅了？

乔纳森：对。

科赫：这是小脑的主要功能，对吧？控制节奏、保持同步、编排、不费力地运动、执行流程。这是你关注的领域，帕特里克。

我：我最近参加了一场关于技术硬件和

软件限制的辩论，这些限制使我们无法将意识上传到计算机中。有些人会说："哦，我们应该做的是拿一个大脑，切成小块，然后扫描，这样我们就能弄清楚大脑的结构，然后上传它。我们可以用这个虚拟人来训练通用人工智能（AGI），一切都会很顺利。"我的一个问题是，如果大脑的大部分都不重要，为什么要上传整个大脑？例如，如果小脑只负责习得运动技能，为什么还要上传小脑？对于没有任何运动需求的人工智能，那将是海量的工作。它生活在云端，而不是像灵长类动物那样生活在非洲的树林里。

乔纳森：我们一直在强调这些实验，在实验中，我们切掉了大脑的很大一块，而这个人不受影响，或者说没有出现明显缺陷。这意味着，那部分大脑对于完成测试所需要动用的大脑功能来说不是必须存在的。但这个推理框架足以解释意识在脑中位于何处吗？我不知道。

科赫：归根结底，我们需要一个意识理论，能够告诉我们，为什么一些高度兴奋的脑细胞汇聚在一起形成了意识。我的肝脏由几千亿个复杂的细胞组成，其中可能有很多种不同类型的肝细胞，但它们似乎并不构成意识。这是为什么呢？在物理构成方面，大脑和肝脏的区别在哪里？

我：乔纳森，你知道信息整合理论吗？

乔纳森：略有耳闻。

科赫：那么，让我们把节奏放慢一点。信息整合理论指的是意识有其物理底层。根据这个理论，可以计算出大脑中（实际上是全身）所有可能的网络，这个网络的总数用 $\phi$ 这个参数来表示。意识体验的物理底层是一个具有最多综合信息的网络，有趣的是，小脑根本不是这个特殊网络的一部分，因为它的 $\phi$ 值很低。小脑位于这些平行的神经回路之间，而这些回路都是以前馈的方式相连的，与新皮质中的神经线路连接非常不同。已有有力证据表明，在顶叶皮层、颞叶皮层或枕叶皮层的某个地方，在人类意识的物理底层有一个后部热区。原则上说，如果你去掉我的小脑，我的 $\phi$ 值根本不会改变。

我：那在我进行想象的时候呢？在我畅想未来的时候呢？当我那样做时，我想象自己在穿越世界。我的视觉想象是一个运动的过程。

科赫：也许想象确实能唤起小脑的某些功能，但问题是，被唤醒的那部分是意识吗？即使不是意识，那也许会对意识作用有所贡献。我身体里许多细胞都对意识做出了贡献，只不过我不能直接感知到而已。例如我知道，为了感知距离，大脑需要对比左右眼看到的东西，但从意识角度来看，我根本无法得到这样的信息。我没有单独分离左右眼看见的图像，而只是看到了一个完整的三维图像。所以，是的，我认为小脑也许部分参与了运动想象和脑中的时间旅行，但除非它直接促成了意识，不然只不过是背景而已。你的意识感知或意识体验，并不会因为你没有了小脑而发生很大的改变。

我：所以，意识与我们所说的意识的丰富性有所不同？

科赫：乔纳森，你有没有经历过心理时间旅行、心理想象和运动想象？

乔纳森：什么意思？

科赫：就是在时间轴上来回穿梭。你能展开对此的想象吗？比如跟我描述一下，你未来婚礼上的事情，或者等你有了女儿以后，你会和她一起做什么？原则上，这些问题你是可以回答的："好吧，如果我有一个女儿，我会和她做这个，做那个。我会带她去这里、这里，还有那里。"但有些人做不到这些事，特别是如果他们患有海马体病变。事实证明，这些人不仅患有逆行性失忆症，而且还很难在时间上向前旅行，为自己想象一个未来。

乔纳森：不，我感觉我没有这样的困扰。我不仅能够回忆过去，还可以预期未来，为很遥远的事情做计划。

我：当你回忆起那些你曾经完全能胜任的任务时，比如弹钢琴或完成一项复杂的运动，你刚才提到的运动协调方面的缺陷，会随着这样的回忆而得到改善吗？

乔纳森：你的意思是，如果我回忆起过去的时间或过去的事件，我现在的行为表现会有怎样的变化？

　　我：是的，这些缺陷会和你一起回到过去吗？我想我正试图区分两种模式。第一种，当你实例化一个记忆时，它完全模拟了一个拥有860亿个神经元的大脑，它记住了充分且完整的反馈路径，以及准确的运动动作。另一种，似乎也是更有效的一种，当你用一个记忆举例时，你把现在的你，带回到原来那个环境中去了。如果这是可以实现的，你可能会禁不住想象，模拟这个场景时你也会把现在的运动困难带回去，对吗？

　　乔纳森：我能回忆起我擅长的事，我的缺陷并没有跟着我前往想象中的过去或未来。

　　科赫：这很奇妙。

　　乔纳森：也许我只是记住了移除小脑前执行这些动作的结果。我不知道。

我：你认为苍蝇有意识吗？

乔纳森：我希望如此。

我：随着你对苍蝇的研究，你认为它们有更多的意识吗？

乔纳森：更有可能的是，我认为它们的意识少之又少。

我：这是什么意思？

乔纳森：我认为这涉及意识的功能性。比如，它们与我们睡觉的方式不同，也不以社交协作的方式解决问题。所以从意识角度来说，这些事情都与意识无关，但有意识的影子。

科赫：等等，苍蝇也睡觉吗？

乔纳森：是的，它们确实睡觉，但与人类不同。无论苍蝇有什么意识，都不会和我们人类的想法一致。

我：你认为意识和自由意志之间有关系

吗？随着对苍蝇越来越了解，你有没有发现，它们越来越更趋向决定论，而意识越来越少？

乔纳森：是的，总结得非常好。

科赫：等等，不对，等等。怎么是这样呢？研究苍蝇的科学家们做过类似实验，他们每次放一只苍蝇在迷宫内的岔路口，在这种情况下，苍蝇只能向左转或者向右转。但对于任何一只特定的苍蝇来说，人们不可能预测到它在这次试验中会向左转还是向右转，它甚至还可能因为犹豫不决而待在原地，或者可能回头。从统计学上讲，你可以预测苍蝇做出的选择，但对于任何一只动物来说，在任何一个时间都不可能预测它的行动。对观察者来说，动物看起来确实是在自由地决定做什么。

我：俗话说得好，物理学和生物学的区

别在于从塔上扔下保龄球还是鸽子。"好吧，你扔下一只鸽子，它往右飞还是往左飞？"我们在寻找一个统一的意识理论，能够按照预测的方法对每件事做出解释，对吧？这当然也包括鸽子。就像我们可以把卫星射入宇宙，让它以毫米级的精度击中小行星，因为我们的引力理论在预测方面非常出色。

科赫：世界在很大程度上是确定性的，但不是在微观尺度上。这是否对意识有作用，我们现在还不得而知。

我：乔纳森，移除那些神经元之后，你有没有感觉自己更趋向决定论了？

乔纳森：我不知道。这问题很好，我猜关联问题是，我是否觉得自己变得更像决定论者。我不知道，至少我没有从自己的行为变化上看到自己变得更趋向决定论。

# 第十四章　有魅力的巨型动物

　　许多对动物保护感兴趣的人更偏爱"有魅力的巨型动物"，也就是那些体型庞大、动作迟缓、漂亮的动物，比如说蓝鲸、北非犀牛、长颈鹿等。而藻类、病毒、甲虫和蚂蚁则被忽视。然而，仅仅靠质量和魅力并不能使自然界运转起来。如果以编码基因的绝对数量、多样性或独特性为最高保护目标，也许地球上3万种甲虫或数万亿种微生物中的每一个，都比所有犀牛、鲸鱼、山地大猩猩、大象、狮子或北极熊这些物种加起来更值得保护。

　　许多关于大脑如何工作的理论也把关注点落在了"有魅力的巨大东西"上，也就是那些感觉宏大、充满活力的体验。它们吸引我们思考：成为一只蝙蝠是什么感觉？成为一只北非犀牛是什么感觉？试图记起小时候家里有多少扇窗户是什么感觉？记住此刻通过你的眼睛看见的东西是什么感觉？体验巨大的、起伏的情绪（比如恐惧、迷恋、幸福、悲伤）是什么感觉？这些情绪似乎以一种大笔触接管了主观世界，给所有物体着色。但在大脑自主行动的过程中，还发生了很多事情，填充意识的更多是一些毫无魅力的、微小的体验，它们往往被忽视或未被发现，如果意识理论无法像解释强烈的情绪体验那样轻松地解释微小的情绪体验，那么这些理论的意义何在？

多萝西·理查逊的散文风格被首次称为"意识流"，但她强烈反对这个短语，甚至给《自我》（Egoist）杂志的编辑写了一封信，声称她的意识是"比树扎根还要牢固"。这真的不是夸夸其谈，因为人类大脑和地球一样可以探索其"地质年代"。在大脑中寻找意识，就像搜寻矿物质、金属元素或通过地壳寻找矿石，在了解矿石形成的自然条件之后，工作才会更有效。例如，了解冲积层的相关内容之后，再寻找露天金矿就更容易——冲积层是数百万年来，水流将其冲刷过的每样东西集中和分离而形成的。同理，若能找到那些把含钻石的岩石冲带到地表的火山管，就更容易找到地表钻石。再比如，在寻找氡[①]的过程中，人们会去寻找位于放射性岩石上方的地热池，因为这些池子在很长一段时间内反复经历着冷热交替。

是否有一组物理条件和表面相关的因素，找到就可以指向大脑中意识的位置？如果你沿着本初子午线将地球纵向劈成两半，并将其分开，使重力不会立即迫使它们再次结合在一起，地球的铁镍核心就摆脱了保持其固体或熔体的压力，变成气体爆炸。这会导致大气层和海洋流失，磁场断裂，太阳风带走臭氧。由于两半地球都不是完美的球体——它们的质心不再位于它们的正中

_____

[①]　氡最常用的功能之一是被制作成超低温冷冻剂。——作者注

心，所以两半地球要么停止转动，要么增加它们的转速，疯狂地旋转，最终造成地震和海啸，以及我们所知的所有生命的终结。

然而奇怪的是，如果你完全切断连接人脑的两个半脑之间的神经，将会出现两个头脑，而不是一个头脑的两半。这引发了很有趣的进一步思考：如果把这个实验反过来呢？没有理由不相信，只要有足够的神经，两个完整的脑半球就不能连接到第3个、第4个、第17个或第100万个半球上吗？如果这种情况发生在你身上，并不会使你的感觉发生实质性的变化，除了一开始你也许会更难预测事物。如果现在你的两个半脑是这100万个相连半脑的其中之二，那么你本身就不存在了。虽然没有任何现代技术或医学上的死亡定义能给你贴上"死亡"的标签，但在神经相连的那一刻，你就已经死了，因为自我意识最活跃的那个点，已经从你身上转移到了别处。而主观上，你既不会注意到也不会记得自己的死亡。就像房间里的大气气溶胶粒子会在房间里均匀地扩散一样，意识也会扩张，以填满它所在的任何房间。

意识就像防晒系数、智商和血压一样，能够通过复杂的测量得出一个简单的数值。正如一个熟练的勘探者应该能站在地表的最高处，指出可能存在金子的地方；意识专家应该能够利用任何互相连接的神经网络，指出意识最活跃之处。

2016年，我受邀飞往印度，出席一场现代意识理论辩论。如果把整个印度看作一个棒球场，寺院的位置就在跑垒员绕过三垒开始滑向本垒的地方。僧侣们把寺庙视为临时家园，这里土地贫瘠，远离闪闪发光的海岸。我房间的阳台面向一堵墙，上面是生锈的铁丝网，铁丝网上满是年复一年被风吹来挂住的塑料袋和垃圾。墙的另一边是牛和自给自足的农民，形成颗粒状的剪影。从上往下看，寺院的围墙围着一片土地，因为它是封闭的、卵形的，所以类似一个细胞。

墙和铁丝网，就如任何细胞膜一样，像一种具有电池特性的膜。电能只是电荷的分离，电荷总是从高电位流向低电位，这层膜就像国家的边界，或是一条将小镇一分为二的铁轨，神经元的边界不顾一切地用葡萄糖抵挡外界物质。我仍然可以在我的脑海中看到那一周发生的事件的鸟瞰图。我可以看到我和神经科学家克里斯托夫·科赫站在寺庙外的小镇上，像游客一样，透过庄稼地里焚烧秸秆的烟雾看向地平线，看着朦胧的事物。我们质疑大脑再现的视觉场景与实际看见的场景存在区别，毕竟前者在大部分时间会选择忽视牛群，以及像纸屑一样夹在铁丝网上的塑料袋。

　　第一天吃晚饭的时候，来自美国各著名机构的受邀教授组成的西方团队就展开了辩论，辩题是是否可以在僧侣面前打蚊子（结论是"不可以"），以及这里是否有Wi-Fi（结论是"有"）。剩下的辩论是一场关于宇宙学、伦理学、自我和意识的东西方友好之争，将于第二天在一座大庙里进行。盯着寺庙的屋顶时，我想起了我喜欢的一句老话：生物学和物理学之间的区别，就像从高塔上扔下一只鸽子和一个保龄球之间的区别。保龄球直接掉下来，当然是受重力的影响，牛顿告诉了我们这一点。而鸽子如果活着并且能飞，就会飞走求生，这是达尔文告诉我们的。如果我们想象鸽子和球的重量完全相同，生物学可以将两者的差异简化为一个简单问题：鸽子的原子配置究竟有什么不同，使它能够自由地打破重力的牵引，扇动翅膀，以保龄球无法做到的方式逆重力而上？

答案在于神经元的属性。神经元和任何细胞一样，也有细胞膜、DNA和细胞器等细胞结构，也会进行新陈代谢。当然，保龄球也有某种物理的、有规律的结构，否则它就不能被称为保龄球了。意识理论或者说意识"测量仪"，应该能像测水棒一样解释为什么保龄球没有意识，以及为什么鸽子有意识。衡量鸽子的意识水平如何，可以通过所谓的 $\phi$ 的最大值来确定，用符号来表示就是 $\phi_{max}$，它代表了事物作用于自身的能力。保龄球有一些结构，但它对自己采取行动的能力非常小，所以它的 $\phi_{max}$——我们来假设一个——为0.001。植物因为拥有分子反馈回路，可以作用于自身，所以它的$\phi_{max}$大约是60。鸽子是120，狗是150，而人类是250。

其他人也已提出了关于意识来自何处的见解。17世纪中叶，笛卡尔认为，应该是大脑中的松果体（他认为是由灵魂的"某种非常精细的空气或风"膨胀了它），仅凭肉眼只能看见一个。然而，笛卡尔错了。真正让大脑的某一部分比其他部分意识更活跃的原因，是大脑内部的连接结构，而非大脑任何一个神经元或区域的数量、类型、功能或不对称性。

这非常清楚地解释了为什么将大脑分离成两半会产生两个大脑，而非一个大脑变成两半，因为它们的$\phi_{max}$从原来的一个突然被分解成了两个。这也解释了为什么增加更多的半脑——许多更小的脑，每个都有自己的$\phi_{max}$——可能会形成一个统一的意识，因为它们能在某一刻形成一个覆盖所有半脑的$\phi_{max}$。移除一块对意识无用的大脑，例如小脑中的数百亿个神经元，就像在错误的地方挖宝，根本不会改变大脑的$\phi_{max}$。

辩论的背景已有定论。昆虫、鸟类和蝙蝠都能飞行的事实，不应该引出对它们是如何飞的单一解释，因为昆虫、鸟类和蝙蝠是分别进化出飞行能力的，它们各自结合了不同的进化群体的长处。在它们各自的能力中总结出普适的规律，是一种误导，虽然生物学家在历史上的确犯过此类错误。但是，昆虫、灵长类等动物有意识的事实，是否意味着它们的意识都是以同样的方式表现出来的呢？

辩论当天早上，低 $\phi_{max}$ 值的蚊子破晓而出，我的血液里茶和马拉隆（一种抗疟药）掺半，我的想法开始随意游走，以前从未出现过这种情况。但我仍然与科赫一同前往寺庙，脱掉鞋子，光脚走向位于侧边的座位，就在嘉宾发言位置的后几排。我无法控制我的思想：有一天，会不会出现一种思想的物理学？物理学家已经能够让一个汽车大小的机器人轻巧地登陆火星，并检测出大爆炸的光谱，但我们神经科学界的人甚至无法解释什么是恐慌。为什么我不能保持不动？为什么我一直在触摸我的脸，就好像我的皮肤下有一条羊毛毯子？想象有这样一个地方，任何想法的速度和内容都是由记忆的基本地形决定的，或者可以被大致预测，就像火山的地下熔岩流可以通过融雪的流动来大致预测一样。如果是这样，思想的流动会有一个目的地，一个接一个。但为什么是流向那里而不是流向其他地方？3000名僧侣落座的声音，就像季风打在瓦片屋顶上。为什么我们会产生这些想法而不是其他的呢？我刚才不就在想这个问题吗？我本打算起身离开，但在我走出去的时候，数千名坐着的僧人齐刷刷地望向我。他们每个人显然都感到身心平静，而我在这里，血液却变成了沸腾的潮水。自发思维的数据扩散方式也许与自然界中觅食行为的数据模型相似，这个模型可以从数学上描述各种生物体的目标定向运动，包括单细胞寄生虫、免疫细胞、苍鹭、蜜蜂，或参加集市的人类。如果大脑存在的目的是预测，而预测本身是一项静默的活动，那是否意味着，当大脑达成它的目标——能够预测一切时，我们的肉身也将随之变得

静默虚无呢？这显然是不对的。但一个可以完美预测的
世界会从我们的头脑中消失，不是吗？就像电视信号忽
然被掐断了一样。所以为什么我身体的每一部分会突然
出现在脑海中的场景里呢？或许我可以把我的脑袋摘下
来，让我充满各种想法的头脑静一静。

　　觅食的生物会花费大量时间在周围环境（"栖息环
境"）中搜寻食物，偶尔，它们会跳出这个空间去新的
地方（"飞行"）。形容这种运动的数学模型叫作列维
飞行（Levy flight）或列维游走（Levy walk）。还记得
那篇《自然》中的论文吗？女孩接受手术时，外科医生
用电极就使她笑了起来，让她感受到了快乐和愉悦。假
设现在，一个外科医生打开了你的头骨，手握"魔杖"
并正在使用它——其实这一切都只是电，那么，深入大
脑的电极就可以像发动汽车一样引发各种情绪。或许，
我眼下的状态都是抗疟药的副作用？马拉隆会导致精神
病吗？或者是甲氟喹？杀死引起疟疾的单细胞寄生虫的
药物，居然与精神有联系，这不奇怪吗？现在你可以告

诉人们了，副作用是甲氟喹带来的。这意味着我对于为何自己的思维会如此发散的解释是错误的，与安娜编造她发笑的原因没什么两样。

最终，我确实从寺庙离开了。我慢慢地走出去，抱着肚子，装出一副苦恼的样子，僧侣们的坐席间隙很小，我经过的时候得像越过百合花一样小心。我们所说的恐慌，可能只是物理地形的一个特征，是两条河流交汇的地方。但是对于像我这样不是在河边长大的人来说，我们不知道离开旋涡的方法不是逆流而上，而是屈服于它——让它带你绕一圈，回到河的上游，在那里逃跑才是最容易的。

# 第十五章　量子点式的非机械性装置

但是没有人确切地知道答案，所以对我来说一切并没有发生变化。我想，我会让这个谜团一直存在。

——爱丽丝·德门特（Iris DeMent）[1]

有一个总是被批判的观点：每个时代关于大脑如何运行的理论，都与当时最先进、最复杂的科技或想法密不可分。因此在18世纪，我们有了基于蒸汽的大脑理论，在20世纪有了基于织机、计算的大脑理论，到了21世纪又有了基于量子计算的大脑理论。

---

① 爱丽丝·德门特（1961— ），美国歌手，词作者。——译者注

　　换个角度想，这些批判反映了一个关于自然界的显著事实：无论发现了多么复杂的现象，我们都会在不久之后发现，大自然早已知道并利用了这一现象。早在牛顿发现万有引力定律之前，我们的肌肉就已经尝试着通过精心计算过的拉伸来反抗万有引力；当我们用眼睛追踪天空中的物体时，我们能看出它们的轨道是有弧度的，这是由9.8米/秒²的加速度形成的；早在我们理解地球的磁场线之前，鸟类和蝴蝶就已经能利用磁场线迁徙了；早在电被发现之前，神经元就已经在通过发出电信号来彼此交流；早在人工智能通过增强学习发生革命性变化之前，细胞就已经在记录它们的经历；早在爱因斯坦解释相对论之前，我们的大脑就已经在协同特定观察者的时间框架；早在普朗克和玻尔解释关于波和粒子的数学理论之前，视网膜就已经可以察觉到单个的光子，并将它们汇总为承载着信息的粒子包。我们只能畅想，未来，随着我们尚未发现的科学领域揭示它们的线索，大脑还能从宇宙中获取什么？

所以，作为这些不同观点的元争论，即所有争论的最基本争论点，为什么我们不能期望，当未来的科学家对宇宙中最小或者最神秘的物理学有更多了解时，我们会发现其实大脑早已学会利用其中最重要的部分了？我们真的可以确信，我们在21世纪初已经发现了能发现的一切吗？我们永远都不会拥有比计算机更复杂的机器了吗？

对大脑的研究现在尚处于相当于巴比伦人的时代，比对宇宙中其他部分的研究至少落后了3000年。就像大约2000年前天文学家托勒密（Ptolemy）的星图可以很好地预测行星的运动轨迹，但人们并不知道为什么轨迹是这样的。我们今天已经知道大脑中的细胞活动是怎样的，但并不知道细胞为什么以这样的方式活动。其中一个原因在于，20世纪的大脑研究史是一段"切片沙文主义"（slice chauvinism）风格的历史。几十年来，神经科学家经常观察大脑切片，这些切片会把一个三维物体几乎扭曲成二维的。这是因为他们不得不这样做。也就是说，由于技术限制，近一个世纪来，那些用于研究大脑的工具被迫选择一个尺度：比如说，玻璃吸管粘在细胞膜的外面，只能了解到细胞膜知道的东西；显微镜镜头美化了细胞体，但有首选的聚焦范围；基因染色剂可以像一串节日灯一样照亮细胞，但它只能选择一些细胞，在大多数时候无法显示全部。我们缺少的是可以窥探体内原子尺度和细胞内目前仍然看不到的那部分的能力。

当研究人员问十几岁的安娜，为什么医生刺激她大脑中某些部分时她会笑，是她自己解释她为什么笑，还是宇宙不得不以其预设的方式移动了原子？有一种可能是，宇宙自诞生以来就按照已经预设的物理定律，沿着一条路径展开，从大爆炸后的锂的浓度到安娜的手术中医生刺激其大脑时选择的角度和刺激电流，所有这一切都遵循物理定律。但这样的解释似乎使得安娜对自己为什么会笑的回答变得无趣了，"只是你们这帮人很好笑……站在我周围""这匹马很有趣"。

就像亮光会刺激视网膜并导致人们眨眼或转移视线，或者超过140分贝的声音会吓到人或损坏他们的耳朵，安娜一方面被迫接受电极刺激她的大脑并发出笑声，另一方面又可以自由地选择如何解释自己笑的原因。

换句话说，宇宙中两种可能的物质类别是由宇宙的物理定律决定的事物，以及不被宇宙的物理定律决定的事物。任何仅以二进制即0和1计算的系统，都属于第一类。也就是说，在某种程度上，这些系统的功能和输出可以通过它输入的信息或先前的统计结果来预测。到目前为止，无论公式多么花哨，我们没有任何证据表明大脑中的神经元、各种细胞或分子结构从根本上来说是不可计算的。这意味着如果它们可以被计算，那么它们也是可预先确定的。但我们真的是被完全预先确定的吗？在安娜回答问题的时候，她的答案也是被完全预先确定的吗？她的外科医生在选择是否手术时，在决定探测安娜的大脑的区域时，也是被完全预先确定的吗？我们从内省和公理中知道，类似哥德尔不完全性定理，意识可以有自己的想法，这意味着我们不能用对大脑系统本身的发现来完全解释大脑的计算。

因此，我们寻找的是所有生命中一些隐藏的角落，它具有不可计算、不可确定的特性。这样的地方不可能存在于人、器官、细胞、酶等大多数生命的尺度中，因为它们太大（太嘈杂）、太乱（太热），无法从量子不确定性中提取任何东西。这个地方需要容纳一个"观察者"和一个干净、无噪声的工作空间，就像一个小镇中只有一口井作为居民的水源，唯一可能找到"观察者"的地方，应该是在有着类似卷纸轴形状的细胞微管里，这个微管可以作为存在于其内的绝对干净的水的屏障，自由意志和意识可以从中汲取能量。只有从这里，作为某种隐形或分子形态的"观察者"才能在宇宙中提取出一桶不确定性，并将其聚合成我们所谓的自由意志。

我们之所以走到这一步，是因为自然选择的进化法则并不仅仅操纵庞大的生物，而是随着时间的推移，作用于任何参与者存在或消亡的过程。因此，众多生物体或个体经过数十亿年的交互作用后，自然选择的进化影响到了每个分子的每一个行为。这个过程发生在地球上每个生物的每一个细胞中，每秒都有数万亿次的分子和原子碰撞。如果大脑中隐藏着一个神秘的、拥有自由意志的构件，当它被利用时，它就可以让生物打破决定论设立的应急开关玻璃，并让生物产生意识，那么大自然一定已经发现这个构件了。我们没有发现，并不意味着大自然没有发现。

人们很容易相信意志发生在神经元里，以及神经元的电流是由它们控制的，因而也就是由我们控制的。但这主要是因为它们在切片观察中展现得非常好。我们在正确的时间发明了灯泡、电极和示波器，也因此才恰巧注意到了大脑有时会放电。但就其基本核心而言，大脑维持着一种负责开或关、全或无的代码，这意味着它可以被计算，以及我们必须在别处找到解开谜团的方法。细胞发送信息的规模并不神秘，是可理解的，因此，由此产生的意识，必然在大脑中掌管计算的部分之外发生。

意识很有可能存在于每个足够复杂的细胞和细胞之间的支柱中。如果希望对安娜的笑声和她对笑声的解释追溯原因，那么唯一有可能找到她那样解释笑声的原因的地方，就是她体内的细胞微管，因为它们承载着非常微小的事件。地球上每个类似动物的细胞（也包括安娜的细胞）内都有上千个微管，它们是赋予细胞形状、运动能力和强度的支柱。每个直径约25纳米的微管内部，是人类大脑中唯一不可计算的地方。它们的大小大约是键合原子之间空间的300倍，或人类头发宽度的1/3000。

在每个像滑水管道一样中空又含水的微管内部，我们预测物理上的相互作用的能力受到了限制。这种规模的相互作用要么是概率性的，要么是随机的，但是我们不知道究竟是哪种。在这里，意识产生了——作为原意识的小单位，在它们最后已知存在的地方出现——因为它们只能在那里，而不能存在于任何更大的层面上。因为细胞群或脑区太大、太热、太乱了，而且这些地方在未来的某一天，可能可以用公式模拟。意识唯一可以获取力量的地方，就是微管的内部，那是大脑中唯一干净且与外界隔绝的地方，足以让人挖掘出不确定性的惊喜。

在这里，也只有在这里，我们可以发现物理学和数学无法知晓的部分，这些科学仍然无法解释，为什么观察某物就会改变它。在大脑其他部分中，没有地方是又干净、又冷、又被保护着、又无法观察的。因此，这个唯一可能的地方既是终结我们对物理学和生物学认知的地方，也是我们对安娜的了解开始的地方。

# 第十六章　一种没有腿也无处可去的假想寄生物

> 不妨把人类的大脑想象成一个有成千上万台织机的巨大工厂，它能织出很多复杂且各异的布料样式，且不知疲倦地持续生产。
>
> ——弗雷德里克·迈尔斯（Frederic Myers）[①]

虽然欧内斯特·海明威（Ernest Hemingway）的多趾猫的许多后代也有6个脚趾，但它们或任何其他猫说不定都想拥有6000个脚趾，这种猫的大脑会找到一种方

---

[①] 弗雷德里克·迈尔斯（1843—1901），英国诗人，散文作家。——译者注

法来控制这数千个脚趾，它的意识会尽最大努力学习并准备好指挥和协调它们。目前我们还不知道，单个意识可以"居住"在多大的空间里，是否有物理限制。

显然，意识有不同的大小。老鼠、人类和大象都由各自的大脑控制，大脑将其控制的边界延伸到容纳它的相应身体的边缘。如果一只小老鼠的大脑在一头巨大的大象体内生长，它就能学会控制大象全身。无论地球生命史上最大的动物是什么，它的大脑都会把无意识、痛苦的感受和自我的概念带到它身体的每个角落。那些不认可意识可以无限大的人，若想驳倒这一说法，便有责任来举证单一意识居住的空间是有限的。那么这个限制是什么？如果有，为什么有？是因为物理限制吗？是因为热力学极限？我们能否想象出一个银河系那么大的意识，且这个意识在这个范围内保持一定的速度？

据我们所知，任何大小的有意识的生物都符合物理学和神经科学的已知属性。生物的意识会覆盖身体的所有部位——包括它能控制的所有脚趾，因为大脑唯一的输出是通过有限数量的神经元与外界交互，所以操控整个身体必须是意识的最终目的。如果多趾猫的6000个脚趾有一半突然毫无理由地消失了，我们还是认为猫能够感觉到3000个虚幻脚趾的大致形状。意识就像气体，能填满任何给定的空间。

我们知道，原则上这些想法是正确的，因为在20世纪中叶就有人提出，通过切断连接其两个半脑的两亿根神经纤维，人类的大脑可以被分成两半。那些患有难治性癫痫的人，除了可以切除触发癫痫发作的那部分脑组织，还可以采取更激进的措施——切断两个半脑之间的连接，以使癫痫仅在大脑的一个半球发作。值得注意的是，切除连接后，两个半脑将会表现出独立意识的迹象，即便每个半脑有不同的能力（例如，只有左半脑能控制语言能力）、偏好和记忆。

人们也可以想象相反的情况：不是将一个意识分成两个独立的意识，而是通过合适的"桥接"，使两个正常的大脑连接起来。这时，新组合的大脑是会形成单一的、主观的意识，还是继续保持两个独立的意识呢？

我们有什么理由认定，不能扩展那些我们与生俱来的、连接着两个脑半球的天然桥梁呢？桥接将直接使一个大脑中的数十亿个神经元与另一个大脑中的神经元连接起来，模仿大脑在其两个半球之间的自然桥梁。两个人一旦被"桥接"，可能将能够分享他们所有的感觉、白日梦、记忆和想法。他们可能可以回答关于另一个人经历的问题，就好像他们是单一的、统一的自我。就像我们每一个个体，有两个脑半球但表现为一个统一体。

意识可以被塑造成它直接操控的任何人。然而，这些理论低估了这样一个事实，即我们甚至还没有一个好的定义或限定方法来表征单一的意识。一天内总是充满了无常的变化，一个人冷了或热了，是否喝过咖啡，或者是否想起快乐的事情，是否正处于糖尿病导致的休克状态，是否感染了寄生虫或流感，是否正在躲避狮子，是否正在参加电话会议，是否发现邮箱被意外锁了，前一天晚上是否睡得很差等。每天发生的各种各样无法预测的事物，都在影响意识和自发思维的速度和内容。

同样，有些人声称脑海里从未有过图像，而有些人脑海中有许多卷像幻灯片一样的图像；有些人说回顾记忆时，就像自己又重新亲身经历了一遍一样；其他人则说回顾记忆就像透过一扇窗，看着自己的经历在几十米外展开，或者是在看关于自己的电影；还有些人说回顾记忆好像是在看一台30米外的电视。那些有照片式记忆的人，可以完整重绘城市的景观。有些人声称自己没有过内心独白；有些人可以记住他们生活中每一天的细节和关于这些细节的精确时间；有些人在阅读本文时，可以看到每个字母都是彩色的，而其色彩与他们小时候玩的磁性字母块一样；有些人根据他们对外部或内部光线的经验，推断物体（如连衣裙）的颜色，结果却各不相同。意识体验中，这些差异大到惊人，这意味着目前用于意识研究的所有实验和控制条件，其实已经存在于人与人的基本差别之中了。

为什么我们在生而为人的感觉上存在差异呢？

如果精神分裂症、幻觉症和内在经验的变异可以从父母遗传给孩子，那么我们可以得出两个结论：首先，意识的内容和性质是可遗传的；其次，就像驯鹿鹿角的自然进化，意识与客观事物一样受到达尔文进化论压力的影响。意识具有与地球上的生物物种数量一样甚至更大的多样性，尽管各种意识之间可能存在广泛的地缘相似性，但正如每片森林的细节都不同，每个大脑也不尽相同。

然而，自然选择必须有所作为。因此，从其他生物的自然进化目标的角度来考虑意识的自然进化目标，是有参考意义的。例如，像所有单细胞寄生虫一样，意识没有腿，但想去往很多地方。因此，意识需要一个拥有移动能力的宿主，才有机会通过入侵其身体并及时扩散到每个神经末梢来实现移动。因为，所有大脑的唯一输出，都要通过神经元来控制运动，所以意识只能做好一件事：通过让世界看起来简单和可交互，降低运动的成本。为此，大脑根据以前尝试过的各种运动来预测如何做才能使运动更有效率；它生成了一个模糊的身体轮廓模型，以应对那些计划外的指令或非预期的触碰。通过施加了压力的运动，大脑可以大致感知宿主的外在形象是怎样一个物体。

专性寄生物是一种依赖活体宿主生存和繁殖的寄生物。常见的例子是病毒，它需要一个比自身大许多倍的宿主细胞，以繁殖出更多的病毒副本。人类需要空气中的氧气和饮食中的少量氨基酸来维持生命，而这些氧气和氨基酸是我们自己无法制造的。那么从某种意义上来说，我们难道不是周围环境的寄生物，需要从我们的宿主——行星——中获取氧气吗？我们寄生于所处的环境中，分离提取环境中的物质并将它们与碳结合，以支持我们的生存。

同样，我们的身体里也有一种寄生物，它把自己藏在一个由一堆原子组成的、无法穿透的"核堡垒"中。当两个人结合在一起最终制造出一个新的意识时，这个过程中会生成一个单细胞，这是自然界一个相当奇怪的特性。一个天真的工程师也许能创造出更多意识的繁殖步骤，比如设计成从现有的大脑中发芽，就像蘑菇、真菌或植物嫁接。而现实是，我们可以通过单线细胞过滤器传递两个意识的组合版本。这意味着单个细胞内包含了有朝一日形成意识的所有规则。就像水蒸气需要某种微粒才能形成雨滴，意识则需要有大脑才能形成。

在一个允许"桥接"大脑的未来世界中，当脑机和脑机接口变得很常见，当神经元可以像纱线一样连接在一起时，会生成什么样的新的意识活动模式？如果你发生了物种穿越该怎么办？你能略微了解到成为一只蝙蝠是什么感觉吗？如果所有语言习得都是由于在进化中的某个时刻，一些手势的修正被映射到喉部，那么还会出现其他各种各样无穷的可能吗？语言只是个开始吗？如果你将视觉皮层的一部分连接到你自己或别人的脑干上，会发生什么？你能看到自己的无意识或获得别人的记忆吗？人脑中有大约860亿个神经元，如果它们中的每一个都可以被重新部署，而身体也可以随心所欲地设定为或大或小，或者有多个指头，那么是否有无限类型的可能性让我们感知到"这个身体是什么样子的"？如果是这样，我们能否期望某一种理论就能解释所有的问题？

# 第十七章 一只不断进化的蟋蟀

当一切都完成时，没有人可以否认这雕塑的手所表现的艺术水平已经登峰造极。不论现代或古代、希腊或拉丁的艺术品，都不能与之媲美，米开朗基罗以如此恰到好处的比例，创作出了优美和卓越的作品。

——乔尔乔·瓦萨（Giorgio Vasari）[1]

每块尺寸和质量上乘的大理石里，都藏着一座大卫雕像，只是在等待有人把那些不需要的部分剔除掉。同样，大脑也从基本的感知中建立自我意识，这些基本感

---

[1] 乔尔乔·瓦萨里（1511—1574），文艺复兴时期意大利艺术理论家，米开朗基罗的朋友。——译者注

知包括电磁辐射和各种冲击着我们身体的物理压力。从这些各种各样的信息输入中，我们熟练地划分光和声音的相关属性，并将其称为"看"和"听"；通过触觉及其与视觉和听觉的协调，以及我们自身的方向感官和内耳结构，我们构造了一个似乎所有人类共有的、相似的人体外形。

20世纪90年代，一个名叫安娜的少女清醒地躺在手术台上，脑外科医生打开了她的头骨进行手术。在去除导致她癫痫发作的大脑部位后，为了更好地了解人类大脑的布局以及工作方式，外科医生用电极探测了她大脑的85个不同位置，看看会发生什么。安娜无痛地躺在一个坚固的钢制立体固定装置上，保持头部不动，并且用手术巾遮挡视线。在安娜的视野外，外科医生慢慢地揭开她的头皮等多层大脑外的覆盖物。

头部保持固定，头骨被打开后，安娜睁开眼睛，能听到手术室里所有的声音。这时的安娜看到了什么？她的大脑本可以进化到自然地捕获环境中的其他各种类型的信息，如紫外线、γ波（gamma wave）、磁场、红外光、地震波，但事实并非如此。在从细胞进化到灵长类动物的过程中，我们的基因、生存环境以及社会需求，让我们只能有选择地从几乎无限的各种输入信息中，筛出与我们相关的信息。

安娜的头部保持静止不动，但她的眼睛可以每秒转动3次，快速扫描房间，而且她用于说话和笑的下颌及面部肌肉保持正常功能。如果控制她眼睛移动的肌肉被麻醉，那么她的视界可能会像进入迷雾一般消失不见。她的大脑需要眼睛和头部的运动来理解世界。不同于相机镜头的被动性，人类的"看"是一个主动的过程，就像雕刻塑像不是简单地把大理石扔到雕刻刀上。

换句话说，正因为安娜是清醒的，所以她正在通过移动眼睛保持意识的稳定。如果她闭上一只眼睛，用另一只眼睛专注于房间里的某物，然后向左看一下再向右看一下，那么房间看起来是稳定不动的。因为她的大脑在发送指令让眼部肌肉移动眼球的同时，也向大脑的另一部分发送了一条同样的信息，该部分同时接收到来自视觉的输入以及"眼球要移动了"的信息，然后将这两种信息组合在一起。因此，每当她的眼睛移动时，哪怕只是一点点，她的运动皮层都会通过大脑的信息传送通道，发送以下两个命令：

　　1.眼部肌肉群，一起努力使眼球向左移动。

　　2.视觉系统及其相关部分，只是眼球向左移动一点，请不要惊讶地以为我们跳起来了。

　　我们知道大脑正在通过指挥眼球运动，主动做一些事情，因为还有另一种更粗暴的移动眼球的方法——通过外力。

　　如果安娜闭上一只眼睛，用手指轻轻地从睁开的那只眼睛的一侧向上推，然后（轻轻地）从眼球的边缘向外推，再（轻轻地）向上推，那么她所看到的一切都会有几度的旋转，就好像房间被放在抽奖用的轮子上旋转了一样。因为在这种情况下，眼球已经被移动了，但没有相应的消息发送给大脑处理视觉的那一部分区域。而这部分区域以前已经习惯于收到相应的警告，因此在没有收到警告的情况下就会出现混乱。由于眼球已经转动，相应的视野就会旋转，但大脑收到的联动信息与之不匹配，视觉系统得到的信息就会出现问题。除非眼球移动时大脑和身体都同时知道这个移动是有意义的，否则就不能理解，到底是外部世界在移动还是眼球在移动。

因此，每当眼球移动时，大脑都会主动处理以确保视觉世界并不是在主观地跳动。这是人脑默认的处理方式。光线进入时，眼睛并不是被动地感知光线，而是每秒至少3次主动生成一个场景。眼球每次转动时，都会向大脑发出警告。这样，被生成的场景中的物体就能在原位保持不动。人们也可以用相机尝试一下这种体验：按照眼睛扫描房间时的动线，连续拍摄一组照片，然后按顺序看这些照片，你就会发现其实眼睛只是在不断地生成所看到景象的连续快照，之后再把它们综合在一起，生成一个简单、连贯的整体。

这听起来似乎很神奇，其实不然。雄性蟋蟀每次发出的高音调的啁啾声，就是一个与其类似但更简单的例子。蟋蟀用力将翅膀折在一起，发出如此响亮的声音，以至于它们的"耳朵"（腿上的小洞）应该会被这样的声音震聋。但实际上，蟋蟀并没有失聪。蟋蟀的神经元指挥翅膀移动，同时也告诉自己的耳朵忽略自己制造的声音。

如果一个人试图在数亿年的昆虫自然进化过程中解决啁啾导致的失聪问题，那么可以猜想出几种实现这一目标的方法。首先，蟋蟀的大脑可能会发送两条消息，尝试在发出啁啾声时使听力完全关闭，以免伤害自己的"耳朵"：

　　1.腿部肌肉们：现在压缩在一起。

　　2.用以实现听觉的螺旋孔：我即将发出啁啾，所以请忽略所有声音。

当然，这对蟋蟀的生存来说可能会带来一场灾难，
因为捕食者很快就会学会趁着蟋蟀啁啾时，扑向暂时失
聪的它。所以实际上，蟋蟀有一个更巧妙的处理方式，
只对特定的声音起作用：

1.腿部肌肉们：现在压缩在一起。

2.螺旋孔：我正要以3万赫兹的频率发出
100分贝的声音，忽略该频率范围，但保持接
收所有其他声音。

蟋蟀的耳朵可以根据其发出过的啁啾声来忽略这些
预期会听到的该频率范围的声音，该频率范围的声音既
可以用于预测，又可以作为警告，为蟋蟀的听觉感官提
供训练。纵观各种生命——不论是普通哺乳动物还是灵
长类动物——其实并没有太多不同。那么语言是什么？
是精心设计的一系列啁啾声吗？

安娜回答外科医生有关为什么笑的问题时，说"这

匹马很有趣"和"只是你们这帮人很好笑……站在我周围"。她也能听到自己的声音，但当她说话时，她大脑的一部分会抵消原本应该听到的声音，因为她的声音也返回了她的耳朵。因此，我们会体验到属于自己的东西，包括我们脑海中的声音——这些声音只是大脑发出的声带震动命令，就像啁啾声一样，这不是因为它们本质上是"我们的"想法或声音，而仅仅是因为大脑发出的指令与回传到我们听觉器官的声音匹配一致罢了。

通过上述每秒多次的匹配，我们产生了自己是这一切中心的想法，获得了主观的、第一人称视角的感受。这些信号在哺乳动物中很常见，但可能以不同能力表现出来。蝙蝠使用"高端"的回声定位系统，发出自己的啁啾声并通过自己的声呐系统不断学习各种回声的含义，从而确定自己的位置。非洲海岸附近的一种小电鱼则将电流脉冲发送到周围的水中，它使用与蟋蟀类似的自主消除技能，让电流既能在海水中传导，也能穿过自己的肌肉而不伤害自己。

这意味着，眼睛其实不仅仅是在"看"，而且还在预测未来。通过观察视线的方向，我们可以得到很多信息。如果一位垒球击球手是专业的，她会看着投球手的肘部或投球离手点，以预测大约150毫秒后球所在的位置——球可能穿过她面前的击球空间的某个点；而业余的垒球击球手则会更关注投球手的头或球本身。如果这位专业的击球手正在泡茶，她会在完成当前动作大约半秒钟前，就将视线投向下一个她想使用的物品（茶壶、茶包、茶杯），然后才使用她看的物品，即手随眼动。

我们的眼睛已经能够熟练处理日常生活中点点滴滴的任务了，因为哺乳动物的大脑擅长处理类似的协调工作。每个成年人其实都是技术娴熟的专业运动员，运动员在从事其熟悉的运动项目时，其实与我们泡茶时的手随眼动有异曲同工之妙，每一个看似简单的日常动作，其实都不简单。在这一切的背后，大脑正在高效运转。安娜的大脑不是简单地记录现在或回顾过去，而是在她静止不动时也在不断预测未来。为了提高效率，大脑会优先处理预测得到的最新版本。

用来雕刻大卫的原始白色大理石块，是从意大利的一座山上切下来的，人们用牛通过布满泥泞的道路运了两年时间，才把它送到了佛罗伦萨，接着它又被静置了30年，除了雨雪风霜和鸟，没有人触碰它。

我们其实也有很多感官在进化过程中不断筛选后被淘汰，最后仅留下了目前的这些感官。大脑发出指令同时发出相应的消息这个基本技能，使各种生物有了一种主观内在的感觉，从而让我们每个人都在清醒的时候创造了自己的大理石雕像杰作。意识既不是雕塑者，也不是雕塑本身，而是合二为一。所有足够复杂的大脑，都在不断忽略自己预期的动作带来的噪声信息，我们对自身轮廓的认知也是通过在这个过程中一点一点地预测并验证反馈来完成的。安娜的主观世界仅仅是由她的大脑对她应该在哪里的预测与她实际所处位置之间的差异刻画出来的。

# 第十八章　由文字组成的、或大或小的学习机器

当我还是个精子时，我有很多东西要学。

——马斯特·韦（Master Wel）[1]

列夫·托尔斯泰的著作《安娜·卡列尼娜》（*Anna Karenina*）中有这样一个场景：一个名叫凯蒂的女孩想象着两个男人———个是不求回报地爱慕她的人，一个是她爱的人——在她即将参加的派对上相遇。她在脑海中无休止地想象这两个素未谋面的男人会如何互动，先

————————

① 马斯特·韦（1943— ），原名韦尔登·欧文（Weldon Irvine），美国流行乐键盘手。——译者注

是单独地想象其中的一人，然后想象着两人在一起的场景。

　　这种有意识的模拟想象是很常见且有用的，它也是区分生物学习与机器学习的关键能力之一。其中一些模拟想象是有意识且有目的的，另一些则是有意识但却是遵循某种指令自发出现的。心理学家威廉·詹姆斯所谓的意识的"飞行"和"渗透"，或其他人所谓的"意识流"，以及一些人认为意识"比树还安静"的状态，其实并不是简单的意识待机或放空。它们指导、掌控并使体验塑造生物体原子的过程更加有效，从而使这些原子可以更有效地指引体验。它们帮助人类大脑归纳出物体、地点或人的相似特性，而不必完成各种各样的体验感知。作为一种有教育意义的实践，它们将各种模拟想象产生的结果数据累积起来并保存在脑海中，之后用于其他的模拟想象，就像基础套装中的乐高积木，可以用于各种其他套装的搭建。最终，数据被多次反复修正、调整、组合，新的数据又可以从抽象中归纳出来，这些归纳出来的信息可用于未来的推论，比如推理。

就像保龄球道边的护板对保龄球的限制，或者河道对河水的限制，生物的周遭环境可能会限制它们的思维能力。鲁德亚德·吉卜林（Joseph Rudyard Kipling）[①]所说的白日行军夜里梦到，即"战争中没有休息"（no discharge in the war），或者法国人俚语中的"事后诸葛亮"（L'esprit de l'escalier），都是有意识的模拟思考。出现这些情况不是意识系统有问题，而是它的功能。

在1959年的美剧《迷离时空》（*The Twilight Zone*）中，有一集叫"你在想什么呢"，讲的是一个男人临时拥有了能够听到他人想法的能力。男子在他工作的银行里听到了那位上了年纪的保安脑海中的想法，这让他非常惊讶——这位保安正在一遍遍想象抢劫银行并逃往百慕大群岛的详细计划。当然，保安其实只是无聊，他每天想象着抢劫银行，只是为了打发时间。

---

[①] 鲁德亚德·吉卜林（1865—1936），英国作家、诗人，出生于印度孟买；1907年获得诺贝尔文学奖。——译者注

我立刻对这位老保安产生了共鸣。作为一名学生，我曾在一家艺术博物馆实习，那时，我也曾经想象过盗取艺术品的各种可能性。我发现，那些安装在长长的走廊里的安防监控摄像头只监控其下方；我也观察了那些坐在安防工作台后面的保安的习惯，他们在经过一天漫长的工作以后，注意力都不集中了。除了这种"犯罪"想象，在研究生阶段，我也曾一遍又一遍地在脑海中重演一个场景：我实验室中的一只被精神控制、感染了寄生虫的老鼠逃跑了，我不得不徒手抓住它的尾巴，而不是宋飞①似的不作为，导致世界末日。

这种想象被证明是有用的：有一次，在一个仅有几盏红外线灯的黑暗房间里，一只老鼠跳出了实验用的迷宫。就在老鼠跳出去时，我成功捏住了它的尾巴。难道我已经通过意识学习法，无需练习就掌握了抓老鼠的技

---

①　宋飞是美剧《宋飞正传》（*Seinfeld*）的主人公，这部美剧被评为"21世纪最伟大的剧集"，在美国家喻户晓。——译者注

能？思想并不是随机跳跃产生随机的想法——它其实是有规律可循的，不能仅仅因为想法看起来似乎随机，就以为它是随机的。在博物馆实习时，我一直有意识地幻想大厅里的活动，因为我从早到晚待在那里，我没有幻想在古希腊赛马场或月球上抓住老鼠；就像《安娜·卡列尼娜》中的凯蒂，也并没有幻想单恋她的人和她爱的人在柏林、水下、古希腊赛马场或月球上相遇。

我们清醒时，几乎有一半的时间都在重温记忆或规划未来。如果想理解这些思考是如何指导学习的，那么你将面临的挑战是：试图捕捉任何想法其实都不容易，因为记录任何想法都会像定位单个电子一样，将会改变它。当然，捕捉者还要面临另一个问题：即便你能捕捉到那个想法，接下来该怎么办呢？

大脑中有超过800亿个神经元，每个神经元都有两个基因组、无数蛋白质、大量携带遗传密码的片段，以及数万个与其他细胞的突触连接，这些细胞都有自己的物理和电储存。但这些规模巨大的估算数字，可能还是严重低估了大脑参与学习的潜在参数或变量。每个大脑的存储量都远远超过所有现代人工智能和设备的总和。生物学研究发现，在原子和分子层面看似混乱的关系，其实包含着惊人的机制。

意识不断进化，是因为它对于学习而言是一个极佳的练习场。思想跳跃并不是随机的，它是有目的、精细和高效的。自然学习可以非常轻松地将所有先前积累的经验用于解决所面临的任何新问题，而现代人工智能系统则并非如此，如果没有经过对某个特定任务的训练，它就会表现得一无是处。例如，现代自动驾驶汽车公司必须先在模拟道路上训练他们的无人驾驶系统，这种训练方法的一个优点是可以大大加快"虚拟车队"的学习效率，充分利用每辆无人驾驶车学到的技能，一辆车学到的，可以直接部署到其他车。

一些人声称，他们的汽车每天行驶超过3000万千米的模拟里程，相当于现实世界中需要100多年才能实现的效果。这些汽车由机器学习算法驱动，这些算法学习

时非常依赖模拟或真实体验。因此，与人类会花费的
"实际"时间相比，描述"模拟"时间似乎是很自然
的，即使只是为了给人一种印象深刻的规模感。

　　然而，这种类比只是遵循了机器学习领域的标准，
或至少是一种越来越常见的解释。一家公司表示，一
个人工智能机器人"每天玩相当于180年的自我对抗游
戏"，总的来说，它已经相当于进行了大约4万年不眠
不休的练习，这个时长约等于从人类在洞穴里作画的时
代开始至今。另一家公司宣称，他们的一个人工智能系
统经过"相当于数千小时"的模拟游戏练习，已经达到
了可以与人类玩某些电子游戏的水平。

　　为什么这些人工智能系统不能像我们一样，在几分
钟内就学会一个新游戏？解释人类和人工智能学习之间
的这种差异，是人工智能研究中最棘手的问题之一。从
某种意义上说，如果解决了它，那么我们就解决了通往
通用人工智能道路上的关键问题，而通用人工智能目前
还只是一种假设能够实现的人工智能，它可以像人类一

样擅长所有任务，包括语言、行为、创作、思考等。

目前看来，这些人工智能系统的超长训练时间还是必要的，部分原因在于这些训练是在模仿我们与生俱来的自然进化的相关部分。这些超长训练能够把人工智能从相当于人类进化初始水平，拉近到我们现在已经进化到的程度。

因此，为了正确比较人工智能学习与自然学习，我们需要更好地理解如何明确、计量和定义人类大脑在学习时发生了什么。什么是"1个小时"的人类思维活动？这需要我们了解人脑在有意识和无意识的情况下进行的全部模拟。而且，如果无意识的思想会以某种方式引导有意识的思想（目前我们几乎确定它会这样做），那么人类的所有思想也需要在每一次模拟时，按照有意识和无意识进行区分，并在最后汇总起来。我们不能认为大脑的各组成部分本身是没有意识的，实际上，这只是因为它们在沉思已经历的体验和预测未来的内容时无法被访问而已。

大脑中的暗物质，即其活动地图中无意识的、未知的那部分，不仅能协调手势和语言，还能通过预测进行模拟，帮助我们找到似乎只有造物主、缪斯或天才方能拥有的解决谜题或困境的方案。其实不是这样的，大脑是通过有意识地自我模拟及总结教训，获得这些解决方案的。大脑会像无人驾驶系统训练一样，通过自身的模拟进行学习，这些模拟是可以加速和并行的：一只老鼠在被放入迷宫几秒钟后，其神经活动就会表现出似乎在快速地回溯它刚刚经过的迷宫部分；一些健忘症患者在玩过俄罗斯方块这样的游戏后（尽管他们可能已经不记得自己玩过了），都会变得更擅长这类游戏，其中有些人报告说，自己清醒时看到过一些奇怪的几何形"块状图像"，但他们无法解释为什么。在第一次玩过同样游戏之后，一些人的视觉大脑皮层会在刚进入睡眠时被各种与俄罗斯方块相同的模块快速重新激活。

尽管人类大脑的无意识模拟一个问题所需的时长是很难估计出来的，但似乎是非常长的时间，且与记忆或意识无关。大脑似乎在不断重现它最近经历的一切或预测即将发生的状况。"1个小时"的车辆驾驶或游戏结束后,大脑的复现并不会停止。与自动驾驶的训练情况类似,我们每天都在脑海中不断模拟、加速和复现体验。

我曾经玩过一个视频游戏,它将谜题隐藏在物体的阴影中。之后在现实世界里,我的大脑也开始在真实世界的物体阴影中试图破解幻想出来的谜题。仅仅玩了几个小时游戏后,我的大脑就开始暗示自己需要比以往更加关注阴影,尽管我的大脑的其他部分都非常清楚,其实我现在已经不在玩游戏了。这种现象发生在无意识之中,大脑试图增强感官,预测和模拟复杂的、不断变化的外部世界,这意味着感知本身其实也是一种模拟。我们应该把这些时间也算作模拟或思考吗?

我们在不同时间尺度上不断预测未来,从毫秒级的眼球运动到更大规模的、有意识的模拟,这些模拟更接近我们俗称的"思考",它们能够让我们想象和决定

未来可能发生的事情。例如，水手决定是否避开风暴云
（以小时为单位）；医生决定病人是否需要服用抗生素
（以天为单位）；投资者决定是否投资养老保险账户
（以10年为单位）；政治家决定如何处理核废料（以
1000年为单位）；或是普通人决定是否阅读罗伯特·弗
罗斯特（Robert Frost）的诗集《火与冰》（*Fire and
Ice*）。

　　虽然我们灵长类动物确实只需要几分钟就能学到处
理新任务的大致原则，但这些任务通常会重复利用人
类已有的技能，如看、移动、说、协调双手或匹配他人
的思维模式。这几分钟的学习在何时发生，是非常重要
的。如果发生在刚出生后的几分钟，那时人类婴儿除了
吮吸和哭泣，几乎对所有其他任务都无能为力。机器人
在几乎还没有被训练时很像人类的婴儿，但婴儿还必须
在学习游戏或任务的所有规则的同时，学习感知、行动
和他们所处宇宙的统计数据。

　　刚出生的人类婴儿和尚未经过训练的机器人相比具

有明显的学习优势，因为他们不必学习如何进行高效学习就已经掌握了这一技巧。从某种意义上说，他们已经预置了如何从单个细胞成长为学习能手的能力。你可以说你的人生经验的时长等同于你的年龄，也可以宣称你的人生经验的时长，其实是你的年龄加上30亿年。

有一次，我带着一个猴子大脑、一个人类大脑、一个脑深度刺激器和一个电脑的硬盘驱动器，去参加我负责的一个神经解剖学讲座。在路上，我不禁思考，过去的灵长类动物的大脑，能够决定现在的我们吗？这个人类大脑曾经属于一位美国北达科他州的中年妇女，这个猴子的大脑之前属于一个在实验室里长大的猴子，而电脑的硬盘驱动器只是保存了电脑的数据副本，无情、无温度。

这些物品之间最明显的相似之处是，它们都保存了关机时的信息版本。从某种意义上说，这4种技术中的每一种其实都是信息处理和存储技术，但其中只有2种曾经是有意识的（2块生物物质以前都是有意识的，另外2块人造物质都不曾有意识）。然而，所有4个物品一度都曾经可以计算和感知事物，所有4个物品以前"工作"时也都使用电来发送指令。脑深度刺激器基本上像是一个心脏起搏器，其电极连接上大脑，成为自然世界和人工世界之间的桥梁，因为它可以通过重组和分流电子来刺激神经元并改变意识，其工作原理类似硬盘驱动器以及猴子和人类大脑的一部分，它可以对大脑的其他部分施加影响。如果调谐正确并放置在大脑的正确位置，脑深度刺激器可以用电流唤醒昏迷的人，诱导人产生笑声、愉悦感或是抑制癫痫发作，就像自动洒水器一样进行可预期的工作。

另一个明显的区别是数据的存储方式。硬盘驱动器即使是在断电时，也可以很好地保留信息（甚至可能更完美），因此如果重新启用，所有的信息仍在里面。脑深度刺激器也是如此，它具有相应的结构和功能，比如完成存储功能所需的固件或软件。然而，猴子和人类大脑就没那么幸运了。它们都被泡在甲醛中保存了下来，甲醛将蛋白质硬化成坚硬的、不可复用的晶格结构。那么，大脑中曾经拥有的信息去了哪里？当猴子的最后一个神经元最终放电并像爆裂的气球一样永远坍塌时，它一生所积累的技能和记忆怎样了？它们还在大脑里，或是去了其他什么地方吗？

计算机能存储的信息规模受限于电子可移动的位置的数量。一个装满数据的1TB硬盘比空硬盘重约1飞克（$1 \times 10^{-15}$克），一个存有完整的4GB内容的电子书比未存储时重大约$1 \times 10^{-9}$克，但充满记忆的猴子大脑的重量与没有记忆时重量相当，有意识的猴子大脑也并不比无意识的大脑重。

现代由机器学习主导的人工智能训练，使硬盘驱动器变得更加类似自然大脑，因为机器学习利用既有的观察和经验，进行基于概率和预测的训练。但是如果我在这些用于人工智能训练的硬盘驱动器上，保留了那些有趣的语言机器人或围棋机器人、汽车自动驾驶系统的算法呢？它们会像保存下来的生物大脑一样，可以将存储的数据视为过去经历的表征吗?

　　最大的区别是，机器从未有过意识，因此无法通过任何学习产生意识，这就是为什么创造一个机器人球迷比创造一个机器人足球运动员更难，创造一个明白自己缺乏幽默感的机器人比创造一个有一定幽默感的机器人更难。今天的机器——即使拥有最先进的机器学习系统，也永远不会有意识，就像气候模拟计算机永远不会"被打湿"一样，当然，也许它们只是还没有被充分训练。如果要创造一个真正的通用智能机器人，可能需要像我们经历的自然进化那样，不仅需要机器人有学习的能力，还需要它们有意识地回顾过去和展望未来，而不仅仅是生成简单的动图。

# 第十九章　没那么难

那些用于推动物理学家发现基本理论的，关于简单、优雅以及美丽的原则，也适用于意识理论。

——大卫·查尔默斯（David Chalmers）[①]

在长达数千年的时间里，人们认为太阳是围绕地球旋转的，因为似乎直觉如此。然而，应该提出的问题是：如果事实与我们的直觉观察是相悖的，那么，太阳在天空中的轨迹应该是怎样的？仅凭肉眼观察和归纳，

---

① 大卫·查尔默斯（1966— ），澳大利亚国立大学脑意识研究中心主任、哲学教授，纽约大学哲学教授。2016年被美国教育网站TheBestSchools选为全球50位最具影响力的健在哲学家之一。——译者注

以及仅凭直觉，是无法区分和判断那些对立观点孰是孰非的。

大脑如何工作的理论和意识理论之间存在差异。未解决的意识问题可分类为"许多简单问题"和"一个困难的问题"。简单问题涉及大脑如何工作，而困难的问题有且只有一个，那就是为什么一定要感受到某些事物，才算是有意识。

20世纪末，一个因癫痫而接受脑外科手术的女孩在被刺激大脑中与面部和喉部肌肉相连的部分时，发出了笑声。这个案例解决了一个简单问题，建立了从外科医生探针刺激到由此激发肌肉运动并导致笑声的逻辑链。那些研究大脑如何工作的人，仅需要几个世纪的努力，就很可能可以解释这一逻辑链的大部分内容，以及它们发生的顺序。

而要充分解释这种活动是如何导致她的愉悦的，或是否与她的主观愉悦感一致，则是一个可能永远无法解决的难题。

　　我们可以有很多方式理解这个难题，但核心问题已经很清楚了：为什么意识要被定义为某种感受？为什么一个成年女性每天早上醒来时，会觉得她的意识能感受到什么，而在睡着的时候，就像是存在另一个版本的她的意识，感受到的却是奇幻的规则？然而，关于大脑如何工作的任何理论都没有明确告诉我们，主观感觉是如何产生的。从广义上讲，出现这种情况只有两个可能性：要么对大脑工作的完整描述将产生对"意识即感受"的解释，要么这些完整描述永远无法实现这样的解释。

　　有许多关于意识的小谜题模糊了简单问题和困难问题，直到今天仍然无法理清：大多数人挠自己痒痒时不会发笑，但那些有精神分裂症倾向的人有时可以做到；人们对面前的景象有不同的主观距离感知；如果一个人大脑的左右半脑的连接被切断，这个人就会出现两个意识，而一对共享大脑中协调感官信息的深层结构（有物理连接）的双胞胎女孩声称，她们能够引导彼此的注意力和感受；当一个人睡着并且做梦时，梦里说话的人物总是同一组人，并且自己的观察视角永远不变。这些近乎无穷的类似问题，仍然无法得到解释。

有关意识的难题就像是科学对黑洞的研究，其界定方法或相关术语尚未被定义。如果我们身处其中，如何解释我们感受到了自己身处其中呢（只缘身在此山中）？假设有一种生物（我们姑且称其为"盲物"），除了没有任何形式的像眼睛的视觉器官，在其他各个方面几乎都与我们相同，而且仍然保持着城市、艺术、科学、数学和文明等方向的进步。那么，由于没有眼睛可以探索，这样的生物会推断出月球的存在吗？如果可以，它是如何推断的呢？

也许，它真的可以推断出来，但需要很长时间。经过很长一段时间，"盲物"可能会发现潮汐或其他生物事件与月球周期相关，但它们很难发现这些事件与月盈月亏的节奏关系。没有眼睛，"盲物"无法看到大气层，更不用说仰望星空许下童年愿望了。因此，它们中将没有天文学家；它们中的埃及的、巴比伦的、希腊的和中国的思想家，将不会提到天堂；世界将只是一个暗室，而不是一个舞台。只有具有形而上倾向的"盲物"才会对天文学之类的学科感兴趣，它们的宗教书籍将不会有任何视觉相关的内容。"夕阳下的海面"［wine-dark sea，出自《荷马史诗》（*Homeric Epic*）］可能会被改为"咸咸的海"。

"盲物"几乎肯定会发展出类似蝙蝠回声定位那样的能力，或者像电鱼那样能够自我感应的电感知能力。它们可能会拥有视界的概念，但不会将其应用于道德、同理心或目标导向的行为等领域。探险家们会陷于来回转圈，旅客的旅途可能会终结于最近的峡谷峭壁；月亮如果被想象或描述出来，会像先天失明的人描述云层那样——它挂在天空中且非常高；而太阳的位置，"盲物"至少可以通过脸颊感受到的热量来推断，也许也可以通过皮肤癌的发生率和位置分布推断出来。

由于没有"盲物"会把追求物理学或天文学的愿望

传给他们的孩子，所以"盲物"中的伽利略、牛顿和爱因斯坦只会花心思在其他领域的研究上。有些理论或者发现很可能会完成得更早，例如与引力相关的理论也许会被"盲物"中的埃及人、巴比伦人、希腊人或中国人早数千年研究出来，因为听觉和触觉的响应流程是优先于视觉的。但是，谁敢声称一块巨大而寒冷的岩石的引力效应隔绝了太阳发来的热呢？在"盲物"的古希腊或古中国，谁敢说，那位每天都会完全遮住太阳的愤怒之神，一直坐在天空中且影响着所有的海洋？

在某个时候，某个"盲物"可能会开发出一种仪器，用我们认为是"视觉"的波长来扫描物体，并将其转换为声音。这是一个简单的过程。这个仪器的形状可能会像个望远镜，某一天，它可能会偶然地指向天空，因为那是雨水来的方向。该仪器每次扫描天空的一个局部，并将所有的光转换为声音，就像我们使用工具检测我们视觉范围之外的各种电磁频率（如红外线或紫外线）。

　　由此，"盲物"最终会得到一个天空的声音地图。每当它遇到一颗星星，仪器就会发出哔哔声。当它在夜间扫到月球时，可能会出现类似扫到时的巨大的、无法解释的声爆，随后，这个声爆又会随着月相变化而变小或变大，如此循环。那些试图理解这一点的"盲物"会尽力而为，但可能会在很长一段时间内无解。

　　然后在某个时候，可能会产生一个理论，这个理论需要更大的声波望远镜进行观测验证，这个大望远镜可以同时绘制整个天空的声音地图。制作声学表述的视觉地图需要付出巨大努力，这种同时性将具有很好的优势，因此，解决方案可能是协同工作（类似协奏）。"盲物"科学家的工作就像是创作交响乐的作曲家，同样，伟大的"盲物"思想家会用声学艺术术语来解释潮汐和其他自然界的昼夜节律或生物的周期性。但所有这些都在某种程度上是错误的，因为没有"盲物"会发现徘徊在它们头顶的那个奇怪的、沉默的岩石，及其产生的影响。

最终，"盲物"会自然地开始尝试离开地球，此时，轨道力学和地球构造应力学将发挥作用。任何类型的全球定位系统都依赖双体问题的数学原理，月球将在方程中作为辐射力被推断出来。即便这些类型的暗示层出不穷，但由于没有一个"盲物"真正看见过月球，所以将不会有月球的影像。也许，个别有异常识别模式的"盲物"会感受到，它们的乐曲中有一种隐藏的、虚幻的"啁啾声"。第一个踏上月球的"盲物"宇航员，可能会拿起一小撮沙子品尝。

我们作为人类，其实也在同样盲目地试图从意识内部研究意识。这是我们在基于意识的作用，盲目地寻找原因。会不会有一种可能，可以解释我们是如何从头脑中的小小的电风暴中获得感觉的？当然可能。但是，我们智人会不会其实是在盲目地寻找那些我们用现代仪器无法察觉到的东西呢？我们怎样才能知道究竟是不是这样？

# 第二十章　19种观察意识的方法

最后大致总结一下：数十亿年前，海洋中的分子利用水中氢浓度的自然梯度——就像所有电池等能量存储装置似的，总有一侧多于对侧的储备（第十章 食物过剩的小镇）——捕获能量。最终，捕获和保留这些能量是有意义的（从此诞生了细胞），大部分外部物质保留在了外边，大部分内部物质保持在了里边。

这给了细胞游荡的自由，意味着细胞的四处游走是有价值的（第三章 无法迁徙时的焦虑），跟踪这些移动是有价值的（十七章 一只不断进化的蟋蟀），计时是有价值的（第四章 当音乐持续时），学习预测能力是有价值的（第十八章 由文字组成的、或大或小的学习机器），以及找到一种将移动、学习、预测和感知有效结合在一起的方式是有价值的（第十一章 优雅的仲裁者）。

偶然间——也许看似偶然，其实是必然，就像闪电将一棵树劈成两半，一个类似的看似偶然但其实是必然的过程复制了基因和基因组，也复制了神经元和神经元组（第七章 嵌套在一个我们称之为头的、充满盐水的皮纳塔中）。这些类似的复制重复了数十亿年，遵循自然选择的规律，且这样的自然选择不仅作用于个体或物种，也总是作用于所有细胞及其间所有的连接处。分子和分子簇在生长过程中遵循与细胞相同的无标度规律，这意味着细胞簇也是如此。从基本运动配对中复制出来的学习环路允许手势学习和语言学习，而相同环路的不断复制，使得整个意识装置成为可能（第十二章 在古树间摆荡）。

因此，使自己发出的声音听起来像来自身体内部的机制，也是使所有想法、记忆、想象、主观性等都像是来自内部而不是外部的相同机制（第十六章 一种没有腿也无处可去的假想寄生物）。从广义上讲，所有的体验和想法，都被当事人所处的区域或地貌（第八章 阳光洒落在网格世界）压制或限制了。在模拟中，仅当有意识的思想被有选择、有限制地传播到大脑想要接受的大片区域时，它们才可以就像语音或手势一样被操纵（第九章 一出午前广播剧）。

对某种事物的感觉，是学习的必要条件，因为与无意识的手势学习不同，这种感觉是从对外界刺激做出反应的细胞发出的（第十九章 没那么难）。因此，我们所说的"思考"是有意识地操纵手势，其中"手势"是来自学习循环的思想。有意识的思想可以作为无线广播的输入信号，因与果的连接网络，量子不确定性的坍塌，抑或仅仅是一个谎言。有意识的幻觉也还是一种幻觉（第一章 是观察者也是骗子）——要么是一种模拟与数字混合的全息技术（第二章 就像弹球游戏的兴衰），要么是一种模拟的虚拟现实（第六章 由你主演的模拟剧），它可能会从那些微小的、细胞内部中空的空间里汲取力量，来击败命运决定论（第十五章 量子点式的非机械性装置）。

正如一个人可以在移动手臂的同时操纵手指，在不同尺度和层次上，一个人可以通过对思想的思考或对学习的学习来进行元学习。如果一个人的感官被剥夺或被关闭，或者被封闭的大脑仅仅基于记忆模拟手臂的移动，这些绝对的思考在自由度上没有差别。换句话说，语言不支配意识，但大脑中支配语言的连接组同时也支配意识。一些组织与其他组织的感受不同，是因为它们受到学习和接触的限制，这意味着大脑中的某些部分如果被切除，并不会改变意识，或者只是极小地改变意识（第十三章 努力长出翅膀）。

这种对记忆的操纵之所以能够持久，是因为思考是有意义的，它允许接受各种学习，否则就不可能操纵记忆。这些对发散思想的模拟，可以像萤火虫一样被短暂地遏制，但遏制的边界是可选择的。所有意识体验都是对外部世界的感觉，但为了创造自我和非自我之间的界限而被切断（第五章 二手的马尔可夫毯）。语言不会取代思想，但它像记忆、知觉和所有自发的思想一样，包含在动作的范畴内，并被不断匹配然后被有选择地剪枝，直到只剩下一个，即那个被选中的选项。

任何可以通过自我行动来限制自己自由度的系统，都是有意识的（第十四章 有魅力的巨型动物）。限制不是结果，而是源头。我们不仅仅是追求优雅的人，我们本身就是优雅的。"你"是众多选项不断地被智慧地缩减得到的产物，"你"是被无限数量的不可能继续的选项定义出来的。

图书在版编目（CIP）数据

脑子是个好东西：我们的意识是如何运作的 ／（美）
帕特里克·豪斯著；马天欣，王宇，娄杰译. -- 北京：
中国友谊出版公司，2023.12
ISBN 978-7-5057-5712-7

Ⅰ．①脑… Ⅱ．①帕… ②马… ③王… ④娄… Ⅲ.
①脑科学—普及读物 Ⅳ．① R338.2-49

中国国家版本馆 CIP 数据核字（2023）第 172658 号

著作权合同登记号　图字：01-2023-5304
NINETEEN WAYS OF LOOKING AT CONSCIOUSNESS
Text Copyright © 2022 by Patrick House
Published by arrangement with St. Martin's Publishing Group. All
rights reserved.

| | |
|---|---|
| 书名 | 脑子是个好东西：我们的意识是如何运作的 |
| 作者 | [美]帕特里克·豪斯 |
| 译者 | 马天欣　王　宇　娄　杰 |
| 策划 | 杭州蓝狮子文化创意股份有限公司 |
| 发行 | 杭州飞阅图书有限公司 |
| 经销 | 新华书店 |
| 制版 | 杭州真凯文化艺术有限公司 |
| 印刷 | 杭州钱江彩色印务有限公司 |
| 规格 | 787 毫米 ×1092 毫米　32 开 |
| | 7.5 印张　98 千字 |
| 版次 | 2023 年 12 月第 1 版 |
| 印次 | 2023 年 12 月第 1 次印刷 |
| 书号 | ISBN 978-7-5057-5712-7 |
| 定价 | 69.00 元 |
| 地址 | 北京市朝阳区西坝河南里 17 号楼 |
| 邮编 | 100028 |
| 电话 | (010) 64678009 |